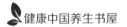
健康中国养生书屋

U0214375

你身边的
保健医生

YOUR PERSONAL DOCTOR

主　编　庄礼兴

副主编　王明华　周　锐

编　委　谢晓燕　于　珺　卢洁旋　王日欣

黎健鹏　李　婷　招敏虹　庄锦源

郭　婷　洪碧琪　张　琴　刘健辉

林小杨　梁诗敏　黄慧仪

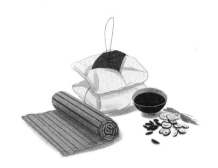

SPM 南方出版传媒

广东科技出版社 | 全国优秀出版社

·广　州·

图书在版编目（CIP）数据

你身边的保健医生 / 庄礼兴主编．—广州：广东科技出版社，2021.1（2021.12重印）
ISBN 978-7-5359-7459-4

Ⅰ．①你…　Ⅱ．①庄…　Ⅲ．①中医学—保健—文集　Ⅳ．①R212-53

中国版本图书馆CIP数据核字（2020）第060089号

你身边的保健医生
YOUR PERSONAL DOCTOR

出 版 人：朱文清
项目统筹：姚　芸
责任编辑：方　敏　郭芷莹
装帧设计：友间文化
责任校对：冯思婧　谭　曦
责任印制：彭海波
出版发行：广东科技出版社
　　　　　（广州市环市东路水荫路11号　邮政编码：510075）
销售热线：020-37607413
http：//www.gdstp.com.cn
E-mail：gdkjbw@nfcb.com.cn
经　　销：广东新华发行集团股份有限公司
印　　刷：佛山市浩文彩色印刷有限公司
　　　　　（佛山市南海区狮山科技工业园A区　邮政编码：528225）
规　　格：787mm×1 092mm　1/16　印张16.25　字数350千
版　　次：2021年1月第1版
　　　　　2021年12月第2次印刷
定　　价：49.90元

如发现因印装质量问题影响阅读，请与广东科技出版社印制室联系调换（电话：020-37607272）。

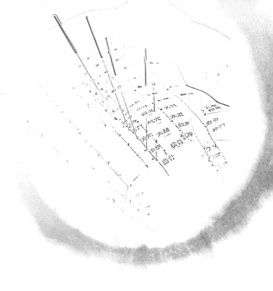

目录
Contents

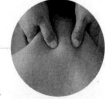

目录 Contents

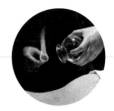

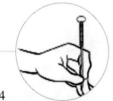

目录 Contents

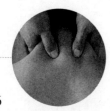

目录 Contents

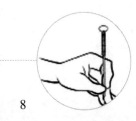

目录 Contents

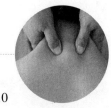

目录 Contents

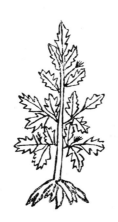

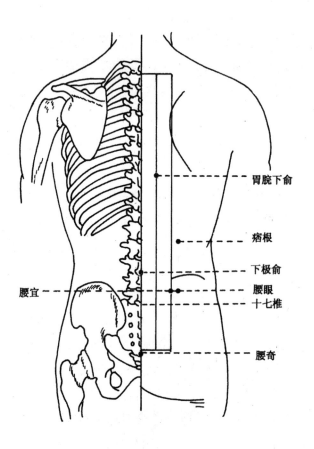

胃脘下俞

痞根

下极俞

腰眼

十七椎

腰奇

腰宜

反季节的病——夏天的面瘫

相信你已吃过反季节蔬菜，譬如在冬天能吃到本该在夏天才有的冬瓜、通心菜，在夏天可以吃到本该在冬天才有的芥兰和萝卜，那是因为在现代社会，人们已经能用科技改变蔬菜生长的环境和气温，培养出反季节蔬菜。同样道理，由于空调的广泛使用，本该在冬天才会发的疾病，在初夏来临之际就出现了。

昨天小芳由她妈妈领着来看病，她妈妈说女儿中了"邪气"。三天前，一起床就发现女儿嘴巴歪了，一只眼睛闭不拢，邻居告诉她是中了邪，得了歪嘴风，必须用黄鳝鱼的血涂上脸部来"辟邪祛风"，可涂了几天一点也不见效，眼见离高考没有几天了，怎么办？

小芳得的"歪嘴风"，医学上称为特发性面神经麻痹，也称周围性面瘫。但绝不是因为中了邪，其实是空调惹的祸，因为临近高考，小芳紧张备考，精力透支，身体虚弱，为了更好地睡觉休息，通宵开着空调对着吹，结果就患上面瘫了。

入夏以来，来针灸门诊看面瘫的患者明显增多。以往常常在冬天，特别是气温骤然下降、天气寒冷时才会得的面瘫，为何现在大热天也多见呢？据很多患者诉说，由于天气炎热，气温逐渐升高，他们为了舒服或晚上睡觉凉快，把空调温度调得很低或者是让风扇长时间对着人体吹，就这样不知不觉中了"邪"了。

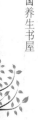
 ## 面瘫能不能用针灸治疗

云先生：距离面瘫初起快二十天了，最近只服用了些中药丸，症状比刚患病的时候好点，但是恢复得比较慢。最近有位老同事介绍我去一位中医师那里针灸，说是效果很好。但是听到许多病友说这个病不能针灸，会有后遗症。这二十天来，汤药、穴位贴敷、西药、输液把我折腾得想死的心都有了，我真有点迷茫：这病到底能不能针灸呢，该去针灸吗？

针灸一直是治疗面瘫的主要手段，近95%的面瘫可以通过针灸治愈，而5%无法痊愈（留有后遗症）的患者多数是因为没有得到及时治疗、自身体虚（如老年体弱、产后体弱等）或得慢性疾病（如糖尿病）等。

面瘫进行针灸治疗的最佳时期是症状出现的第二周。面瘫第一周应该避免太强的刺激，先接受一些激素或消炎治疗，从第二周开始接受针灸的治疗效果最佳，如错过最佳治疗时期，建议之后尽早治疗。另外，针对云先生病友所指的后遗症情况，由于面瘫的病因不同，其治疗效果也不尽相同。总结发现，风寒、酒后受凉等而导致的面瘫，治疗效果最好；而由病毒引起的面瘫（常表现为耳郭处有疱疹），治疗效果较差。但不论哪种病因，针灸都是治疗的主要手段，除非针灸禁忌证，一般较少有不能针灸的情况。

小儿也会得面瘫吗

才11个月大的小豆豆一个多月前患过一次感冒，发烧两天后，有一天早上起来，妈妈发现他一直歪着嘴，口水不时顺着嘴角流下来。喝水时，小家伙的嘴巴歪得更明显，而且还合不拢，边喝水边往下滴。奶奶像往常一样逗他笑，却发现他脸上的肌肉似乎不太听使唤，笑起来表情更古怪，比哭还难看。

这孩子到底怎么了？妈妈和奶奶看在眼里急在心里，但不到1岁的豆豆还只会"咿咿呀呀"地叫，根本无法说出自己的感受。妈妈觉得不对劲，马上抱着他去了医院。

医生一会儿哄豆豆笑，一会儿又对着他鼓腮，边逗他边观察他的面部表情，结果发现他一边脸的表情肌僵硬，口角歪斜，流口水，无法模仿鼓腮的动作，通过这些检查，诊断其为小儿面瘫。

"他还不到1岁，怎么会突然就面瘫了呢？"妈妈感到很意外。

解读：风寒病毒可致面瘫，男女老少皆能中招

很多人都以为面瘫是成年人甚至中老年人的"专利"，其实，面瘫并没有特别的性别或年龄"偏好"，即便是婴幼儿也难以"幸免"。

面瘫的病因很复杂，现代医学界按主要病因将面瘫分为原发性和继发性（如创伤、肿瘤等病因引起），其中原发性的比例最高，虽然病因尚不确切，但多与患者自身抵抗力下降，同时受风寒侵袭或病毒感染有关，进而导致面神经缺血、缺氧甚至发生面神经组织水肿。

临床上，大部分患原发性面瘫的孩子在发病前出现过受寒感冒、上呼吸道病毒感染等病症。这类孩子若能及时得到诊断和有效的治疗，一般3～4个星期病情就能好转。但也有小部分孩子因未能得到及时、有效的诊治，或是因面神经受损程度较为严重，成为难治性面瘫。

诊治：逗宝宝鼓腮嬉笑察表情，必要时影像学辅助筛查

婴幼儿的语言表达能力尚不完善，在出现面部肌肉异常时，很难在第一时间清楚自诉。而一些家长在发现孩子表情有点古怪时，一开始大多不会跟面瘫联想到一起，因此不少面瘫孩子诊断不够及时。

患儿家长反映，即使觉得孩子不对劲，也不知道该通过何种方式来判断孩子是否面部神经出了问题。对此，我建议家长，一旦察觉出孩子表情异常，可尽量逗他鼓腮、眨眼、嬉笑，并仔细观察孩子，若出现歪嘴或是眼睑难闭合的症状，提示可能面部相关表情肌出现瘫痪，即可作初步诊断。

不过，婴幼儿的表达能力和对语言的领会能力确实有限，有时引导其做相关的动作仍难以有效排查。特别是一些难治性小儿面瘫很可能不是常见的周围性面瘫，不排除跟颅内潜在肿瘤压迫到面神经有关。如果是因颅内肿瘤引起的面瘫，确诊太迟，肿瘤进一步长大对脑部的损伤就会更大，会严重影响预后效果。因此，必要时，在医生的建议下应考虑做核磁共振等影像学检查来帮助早筛查，以免错过及时治疗的时机。

预防：保暖防寒护好"门面"，增强抵抗力远离病毒

如何让宝宝远离面瘫的侵袭？孩子跟大人不太一样，遇到气温骤降往往未能及时自觉添加衣物。所以，家长要多留心，以防宝宝在由热突然转冷的气温变化过程中被风寒"击中"。前往气温较低的地方度假时，一定要做足防寒措施，待在户外时特别要保护好宝宝的"门面"，必要时戴上帽子和围巾，避免宝宝直面寒风侵袭，诱发面瘫。大冷天给宝宝洗头、洗澡时，也要注意保暖，洗完之后要彻底擦干、吹干再出门。

另外，假期家长对孩子比较放松，特别是春节临近，除夕守岁、过节期间亲友串门畅叙或外出旅行，都可能使孩子的作息规律被打破，要防止孩子因睡眠不足而抵抗力下降，让病毒有机可乘。特别是冬春交替时节，气温本来就不稳定，病毒又逐渐开始活跃，季节性流感可能抬头。在这个特定的时节，家长更应增强防范意识，调整好孩子的作息，保证孩子每天都有充足的睡眠，并适当加强身体锻炼，以提高免疫力，远离病毒感染。

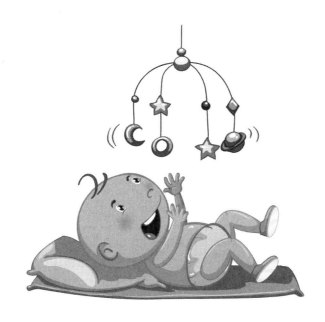

青壮年也要小心面瘫

每年一到冬春时节有寒冷大风时，面瘫患者就会相应增多。医院每年这段时间都会收治很多这类患者，以青壮年为主。面瘫的发生，除了受气温下降等难以左右的外部环境因素影响之外，不少青壮年自恃年轻身健，经常熬夜、醉酒，这些透支身体的不良生活习惯是不可忽视的诱因。

提醒大家，若晨起觉察到面部肌肉有麻木感，洗脸时一定要用温水，并用温热的毛巾在出现异常处多敷一会，若无明显好转应及早就医。

病例　喝酒吹风，小伙面瘫

春节期间，25岁的阿雄（化名）跟久未见面的一众亲友频频相聚，吃饭喝酒是"保留节目"。酒喝到兴起时杯不离手，喝高了是常有的事。虽然知道酒喝多了不好，但血气方刚的他自恃年轻身体好，根本就不当回事。

有一天晚上，阿雄在外面和朋友喝酒到晚上12点，半醉半醒，打了一辆车回家。坐在车上，浑身燥热难受的他，不假思索地摇下车窗，迎着扑面而来的寒风大口呼吸，感到无比爽快。但受寒风猛吹了一阵子，阿雄回到家就开始头痛，一进门来不及漱洗换衣，就往沙发上一躺，睡到快天亮才冻醒，发现自己一直没盖被子，便回到床上盖好被子重新睡下。

睡到第二天中午，阿雄醒来后感到浑身沉重，当他站在洗手间内准备漱洗时，一张嘴，发现肌肉有点僵，看到镜子里自己的模样时，突然吓了一跳——只见镜子中的他嘴角歪斜，他使劲挤眉弄眼想改变这种古怪的面目，但原本生动的脸有点不听使唤，表情变得僵硬，口水都快从嘴角流下来，简直就像个小丑。

一向注重外表的阿雄这下慌了神，以为自己中风了。他急忙赶到医院，经诊断，是患上了面瘫。

解读：喝酒吹风加熬夜受凉，风邪袭脸易诱发面瘫

每逢春节前后医生都会接诊众多面瘫患者，多数是像阿雄这样的青壮年男性。这些人有不少共同点：第一，交际应酬多，在外会朋友免不了喝上几杯，经常一醉方休；第二，这些人多数经常熬夜，无论是加班还是喝酒，晚上都会熬到很晚才睡；第三，更重要的是，大多数人的防寒意识不足，晚上在电脑前熬累了往桌上一趴，或是喝醉了就地躺倒。虽然是在房间里，但这么冷的天气，南方没有暖气，无遮无盖，即使只是眯上一会儿，也很容易着凉。

从中医的角度来讲，面瘫的发病有两个重要条件：络脉空虚，风邪入中。当外界气温太低，人体又过度疲劳时，体内气血不足、正气虚弱，面部的血运行也相应不足，容易因一时的风寒袭脸而诱发面瘫。

我发现，近期所接诊的病例多数属于抵抗力下降时下受风寒突袭所致的急性面瘫，但也有少部分患者由于面神经受病毒感染所致，这类患者一般在耳郭周围有疱疹出现。

诊治：疗程疗效因病因而异

在临床治疗上，传统中医一般是用中药加针灸治疗，以祛风散寒、温经通络为主。而现代医学则视起病的原因，采用激素控制和消除面部神经水肿的方法来治疗，如果因病毒感染所致，则还要增加抗病毒治疗，并在局部进行红外线照射等辅助理疗。不过，虽然都是嘴歪、眼斜、流口水的面瘫症状，治疗手段也差不多，但病因不同，疗程和疗效差别较大。从病程和疗效来看，单纯因风寒引起的急性面瘫病程短些，一般4~6周可见好转，疗效也相对好些；而有感染因素的面瘫则相对较"顽固"，病程也较长，有时一拖就是好几个月。

但若发病后超过半个月仍未就医，即使是急性面瘫，治疗难度也会大大增加，甚至可能会留下口眼歪斜的后遗症，所以，此类病也被称为"毁容病"，应及早就医。

预防： 少熬夜、少喝酒，远离风寒

气温下降、外部环境的变化是难以改变的，但完全可以通过改善不良的生活习惯来预防面瘫的发生，降低患病的风险。

除保暖之外，外出时应注意防风。在寒冷大风的户外，最好常备围巾、帽子为头颈部保暖，尽量避免长时间迎面吹风。此外，要少熬夜，避免因过度疲劳而致抵抗力下降；喝酒要适可而止，实在喝多了需躺下休息时，一定要做好全身及头面部的保暖。早晚洗脸时可适当按摩面部、颈部和耳部的相关穴位，以促进头面部的血液循环。

若想通过户外锻炼来提高御寒能力，建议选择跑步、跳舞或打太极拳等运动项目，但需循序渐进、长期坚持才有效。

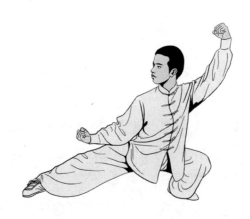

什么是艾灸

秋冬季节又到了，很多朋友开始出现手脚冰凉的症状，这时候有些朋友就会想到通过艾灸来保健或者治疗一些秋冬的疾病，那究竟什么是艾灸呢？艾灸又是不是人人都合适呢？

（一）什么是艾灸

"艾灸"一词由"艾"和"灸"两个字组成。"艾"指的是艾叶制成的艾炷或艾条。艾性温，其味芳香，善通经脉，具有理气血、逐寒湿、温经、止血、安胎的作用。"灸"指的是灸法。灸法是以艾绒或者其他药物为主要灸材，点燃后放置于腧穴或病变部位，进行烧灼、熏熨。通过温热刺激及药物的作用，沿经络的传导，达到温通气血、扶正祛邪的治疗效果。

（二）艾灸的适应证

寒凝血滞经脉痹阻所致的风寒湿痹（如肩周炎、腰肌劳损、腰腿疼痛、腰椎间盘突出症等）、痛经、闭经、面瘫、腹痛等；风寒外袭之表证（如感冒）；脾胃寒盛的呕吐、胃痛、腹泻等；脾肾阳虚之久泄、久痢、遗尿、阳痿、早泄等；气虚下陷之内脏下垂、脱肛、阴挺、崩漏等。

（三）艾灸的禁忌证

由于艾灸以火熏灸，施灸不小心有可能引起局部皮肤的烫伤。另外，施灸不是所有人都适合，有其禁忌证。古代施灸法禁忌较多，随着医学发展，人们对此有不同认识，现代中医认为的禁忌证有以下这些：

- 凡暴露在外的部位，如颜面，不要直接灸，以防形成瘢痕，影响容貌美观。

- 皮薄、肌少、筋肉结聚处，妊娠期妇女的腰骶部、下腹部，男女的乳头、阴部、睾丸等不要施灸。另外，关节部位不要直接灸。此外，大血管处、心脏部位不要灸，眼球属颜面部，也不要灸。

- 极度疲劳，过饥、过饱、酒醉、大汗淋漓、情绪不稳等状态，应避免艾灸。

- 某些传染病、高热、昏迷、抽风期间，或身体极度衰竭，形瘦骨立等忌灸。

- 无自制能力的人如精神病患者等忌灸。

- 高血压患者头部不宜灸，糖尿病患者艾灸时一定要特别小心，不可灸伤皮肤，更不可实施疤痕灸。

- 中医证候，如外感热证、阴虚内热证等应慎用灸法。应由专业医生诊治，把握艾灸的适应证。

艾灸因其温经散寒、行气通络、扶阳固脱、升阳举陷的作用，广泛地运用于治疗疾病和家庭保健中。爱美的女士更通过艾灸来达到调整身体健康状态、延缓衰老、美容的目的。家庭艾灸可以选择艾条灸或者是隔姜灸，专业的艾灸疗法应该到正规的医院进行治疗，不可盲目自医或者是选择到不正规的机构进行治疗。

家庭艾灸建议以艾条灸和隔姜灸为主

因为艾灸的实用性和易操作性，越来越多的人接受艾灸，并选择自己在家中进行艾灸，那么在家中艾灸，有哪些需要注意的方面呢？如何判断艾条、艾绒质量的好坏呢？

（一）家庭艾灸建议以艾条灸和隔姜灸为主

艾灸的方法多种多样，除日常大家多见的艾条灸、隔物灸、温针灸之外，还有一些大家不太了解的四花灸、麦粒灸、长蛇灸等。但是从操作方便易学和安全来说，家庭艾灸还是建议以艾条灸、隔姜灸为主。

（二）艾灸方法不同，时间计算的方法也不同

很多人常常问到的问题是艾灸多久才合适？艾灸是根据不同的方法来计算艾灸时间的，不可一概而论。像艾条灸和温针灸是以时间来定夺的，一般建议是15～20分钟，儿童建议不要超过10分钟，皮肤麻木的患者或者老人建议可以相应延长些时间，但最好不要超过30分钟。一般以皮肤潮红为度。

而艾炷灸和隔姜灸就是以艾灸的壮数来计算，根据情况每次每穴3～7壮。若用直接灸、施灸于肌肉皮肤较薄的地方或是妇女、儿童、体弱、年老的人群，则选用较小的艾炷，一般为花生米大小；如果是间接灸、施灸于肌肉丰厚的地方，或是青壮年、男性等人群，可以选用较大的艾炷，但一般不要超过被灸者大拇指第一节大小，而且要看皮肤的适应程度，如果皮

肤感觉灼热就该立即拿走艾炷，以免烫伤。

（三）艾绒的选择也是关键

艾条方面有清艾条和药艾条之分。清艾条是纯粹的艾叶，没有添加其他药材制成的艾条；药艾条则是在艾叶之外还增加了一些针对不同疾病的药材共同制成的艾条。庄礼兴教授建议，一般的家庭保健和治疗用清艾条即可。

艾条内的杂质比较多，如艾草梗等，所以如果要以艾条的艾绒来制成艾炷，一方面比较难燃烧，另一方面也比较难制成松紧合适的艾炷。所以如果要以艾炷直接灸或者是隔物灸，建议选择质量较好的散装艾绒，艾绒以杂质少、细软为上品。

选取花生米大小的艾绒搓成上小下大的圆锥形艾炷。松紧要合适，太紧烧不起来，太松的话一放下来就散了，时间很短，而且容易烧伤。患者一感觉到温热的时候就该把艾炷拿走，家庭艾炷灸可先在穴位上涂点万花油，一方面防烫伤，另一方面可以辅助粘住艾炷，以免掉落。灸后也可涂点万花油。

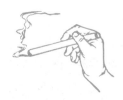

如何选取治病、保健的艾灸穴位

很多人都知道艾灸能强壮身体，治疗疾病，哪些穴位对应哪些疾病呢？下面将向大家介绍一些根据不同疾病，艾灸选穴的方法，供大家家中艾灸参考。

（一）判断自己是否适合艾灸

艾灸适合治疗一些寒性、虚性的疾病，主要以慢性疾病为主。基本上可以把这些疾病分为四类：

1. 关节性疾病

包括老年人退行性关节炎、关节活动障碍、肩周炎、腰椎病、颈椎病等；办公室白领因工作性质导致的腰椎病、颈椎病需要经过医生辨证和判断是否适合艾灸。

2. 消化系统疾病

包括十二指肠溃疡、慢性胃炎、慢性结肠炎、胃肠功能障碍等疾病；另外，辨证为虚寒型的腹泻、胃胀、胃痛，也可通过艾灸治疗。

3. 杂病

例如，一些常见的妇科、男科疾病，慢性盆腔炎、前列腺炎等。还有一些属于虚寒型的症状如小便清长、腰膝酸软、下腹坠胀等也属于艾灸的治疗范围。

4. 顽固性疾病

包括强直性脊柱炎以及通过中医辨证，属于虚寒证的功能性疾病。

（二）如何根据不同疾病选择艾灸穴位

艾灸治疗疾病是从辨证论治的角度出发的，即便是同一种疾病，选取的穴位也可能有所不同，所以应结合疾病和辨证来进行选穴，这部分可交给专业医生诊治。普通家庭保健可以选择一些通用的穴位，来达到保健和防治疾病的作用。

1. 保健选穴

儿童多见腹泻、腹胀等消化系统的疾病或者是感冒、咳嗽等呼吸系统的疾病，所以以保健来论，艾灸选穴建议选取大椎、肺俞、足三里、大肠俞等。老人则多见虚寒类的疾病如关节退行性病、局部肌肉关节疼痛等，艾灸选穴建议以滋养肝肾，提升阳气为主，建议选取命门、百会、足三里及阿是穴。妇科、男科保健方面可以选取腹部和腰骶部的一些保健穴位，女性还可以选取"子宫"一穴作为日常保健。

手脚冰凉的人可以选取大椎、关元、足三里及四肢末端的一些穴位来减轻手脚冰凉的症状。

补肾、补脾可以选择肾俞、脾俞、命门。

2. 辨病选穴

肠胃病或消化不良、慢性胃脘痛，可灸中脘穴、足三里穴、关元穴。

老年夜尿多、前列腺肥大、怕冷，可灸百会穴、关元穴、气海穴。

哮喘、慢性支气管炎、慢阻肺（慢性阻塞性肺疾病的简称），可灸大椎穴。

肾虚、尿多，女性月经不调，男性性功能障碍，可灸命门穴、关元穴、肾俞穴。

消化性疾病、女性子宫下垂、头晕可以选择百会穴治疗。

失眠可以通过辨证，排除阴虚热证，可以选择百会、风池、三阴交及足三里穴治疗。

颈椎病、颈部疼痛可以选择天柱、大椎等、督脉或膀胱经上的一些穴位来治疗。

肩部疼痛可以选择肩髎、肩髃、手臂等穴位。

日常保健艾灸足三里、百会等常用保健穴，读者们可以自己在家中进行艾灸，但是如果是关系到疾病的治疗，还是建议到医院由医生经过辨证之后系统地治疗，以保证疗效。

灸一灸，温暖一冬

民间有"灸一次足三里等于进补一只老母鸡"的说法。这句话的意思就是，常艾灸足三里，其效果相当于进补一只老母鸡。冬日艾灸，当以扶阳为重，常灸大椎、气海、关元、足三里等穴，可达到培元固本、驱寒邪、暖身体的效果。特别对于身体较虚弱、畏寒的老年人，艾灸更为适宜。

（一）冬天怕冷，多因阳虚

一到冬天，很多人会手脚冰凉，躲进被子怎么捂也捂不暖，暖宝宝、热水袋、电热毯虽能捂热体表，身体内部却好久都没暖和起来。

这就是中医讲的"阳虚则寒"。大部分的女性和年纪较大的人，平素都比较怕冷，一到冬天，里寒、外寒相加，阳气不能达于四肢末端，手脚不能得到阳气温煦就会感觉冰凉。所以，入冬后，就要补阳、温阳，阳气充足，温暖过冬。而艾灸能祛寒湿，不失为冬日养生保健的最佳选择。

（二）艾灸八穴，温阳散寒

推荐以下冬日驱寒保健的八个穴位，可一天一灸。

（1）灸大椎 督脉是阳经之海，是管阳气的，可以补阳。而大椎是督脉上的一个穴位，是六阳经和督脉的交汇穴。每天艾灸一次，可补虚温寒、消除疲劳、增强体质。

取穴：颈部稍向前倾，在颈部与背部的交界处可触摸到一凸起的最高点，此处为第七颈椎，其下方的凹陷处即为大椎穴。

（2）灸命门、腰阳关　一些老年人会有夜尿多、怕冷、腰酸等症状，艾灸这两个穴位，可温阳散寒、补肾阳。

取穴：正坐或俯卧，在肚脐水平取一线绕腰腹部一周，该线与后正中线的交点，按压有凹陷处即为命门。人体髋骨两侧最上方的部位叫髂嵴。两髂嵴在背部连线中点下方的凹陷处即为腰阳关穴。

（3）灸百会　百会也是督脉上的穴位，艾灸该穴有升提阳气的作用。

取穴：位于头顶，头部中线与两耳尖连线的交汇处即为百会穴。

（4）灸关元、气海　艾灸关元、气海穴有大补元气、温阳散寒的作用。除了老年人、手脚冰凉的人，一些元气不足、脾虚、肾虚的人更适合艾灸这两个穴位。

取穴：四指并拢置于腹部，食指上缘紧靠肚脐，小指下缘与腹中线的交汇处即为关元穴。肚脐，与关元穴的中点即为气海穴。

（5）灸足三里　"若要安，三里常不干"，这句话的意思是说想要身体健康，需常灸足三里。足三里灸又称长寿灸。日本人常通过灸足三里穴来养生保健。常灸足三里，有补益脾胃、调养气血、扶正培元、驱邪防病、延年益寿之功效。

取穴：膝盖下方有两个凹陷处，内侧为内膝眼，外侧为外膝眼。四指并拢，食指上边缘紧靠外膝眼，小指下边缘与小腿胫骨前脊的交汇处旁开一横指（中指）即为足三里穴。

（6）灸涌泉　俗话说：若要老人安，涌泉常温暖。经常艾灸涌泉穴，有温养阳气、引火下行、强筋健骨的作用。

取穴：位于足底部，蜷足时足前部凹陷处，约当足底第二、三趾趾缝纹头端与足跟连线的前1/3处。

上述8个穴位都有温阳散寒的作用，然而各有偏重。大椎穴偏向于温阳通络；腰阳关穴、命门穴偏向于补肾壮阳；气海穴、关元穴，偏向于大补元气。我认为，这些穴位可以隔天一灸，每次灸一个或一组（2~3个）穴位，每次灸30分钟。如果自己在家里灸，适合使用艾条悬灸，具体灸法如下：将艾条点燃后，自己（或家人）手持艾条对准穴位，在距皮肤3厘米处施灸。也可借助工具施灸，如使用艾灸盒、艾灸罐，艾灸罐要用毛巾包好后置于穴位施灸。热度以自己耐受为度，不要烫伤。

（三）"艾"叮嘱

艾灸前后都应喝一杯稍高于体温的温热开水。艾灸后1小时内不要用冷水洗手或洗脸；冬天在家艾灸，需保持通风，同时注意保暖，防止着凉。建议在洗手间艾灸，因为那里有排风系统或用单独一间小房来做艾灸，房间里不要放置过多杂物，如打算长期坚持艾灸，最好安装排风扇，以便把艾烟排出去。

艾绒易燃，一碰火星就会重新燃起，要特别小心防火，艾灸后要彻底灭掉火源。

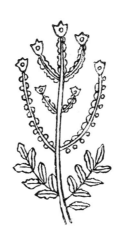

足部保健养生问与答

1. 问：敲击脚底可消除疲劳？有说法称，通过敲击给脚底以恰当的刺激，促进全身的血液循环，加强内脏机能，尽快恢复精神，准确的敲击法是以脚掌为中心，有节奏地向四周呈放射状进行，以稍有疼痛感为度。

答：有道理，但不必局限于脚底。通过敲击脚底并作用于特定的穴位和反射区，可以促进气血循环，调整脏腑功能，改善身体的疲劳状态，但不必局限于敲打脚底，顺着腿部内侧的足三阴经从下往上、腿部外侧的足三阳经从上往下，结合经络理论在足、小腿到大腿的整条腿部进行敲打按摩，消除疲劳效果会更佳。敲打的具体姿势以方便敲打、用力以身体耐受为度，不必特别讲究。

2. 问：晃动双脚能改善血液循环？有说法称，全身血液循环不佳，就会产生脏腑失调的现象，出现如头痛、食欲不振等亚健康症状，简单的脚部刺激可增进血液循环。仰卧在床，先让双脚在空中晃动，然后像踏自行车一样让双脚摆动，只要连续5～6分钟，全身血液循环就会得到改善，此法还可以使腿肚和膝盖内侧的肌肉得到舒展。

答：晃动双脚能改善腿部不适。全身血液循环不佳不仅会使脏腑功能失调，也会影响全身，引起头晕头痛、胃纳不佳、肠胃功能不好等一系列症状。但若只是晃动双脚，则只能促进下肢的血液回流，改善腿部的酸痛、疲劳状态，并不能解决头晕、食欲不振的问题。"空中自行车"也就是像踏自行车一样凭空晃动双脚，此动作能够运动全身，促进全身血液循环，改善脑的供血，缓解身体疲劳，冬季寒冷时也有助于入眠。

3. 问：脚底摩擦可以治失眠？有说法称，脚底离心脏最远，末梢血液循环不畅，双脚冰冷易患失眠症。可让双脚合拢起来相互摩擦，使血液循环畅通，待脚部觉得温热后，便可以在短时间内酣然入睡。只要用力摩擦20次，脚部就会感到暖和，睡意也就来临了。

答：脚底摩擦可改善因脚冷引起的睡不安稳的状况。冬天寒冷时阳虚者因脚冷难以入眠，此时摩擦双脚使脚部觉得温热，可以改善睡眠，但失眠由多因素导致，不能因此得出摩擦脚底可治失眠的结论。一般来说，过度兴奋或者紧张、有心事、压力大、有心脏疾病、脑供血不足容易引起失眠症，脚冷并不是失眠的主要原因，但若真是因此而难以安睡，则摩擦脚部的方法可能有效。

4. 问：揉搓脚趾可提高记忆力？有说法称，除了提高记忆力，由于计算能力是与小脑相关的，而小趾又是小脑的反射区，因此揉搓小趾还有助于增强计算能力。用手抓住双脚的大趾做圆周揉搓运动，每天揉搓几次，每次2～3分钟，或者在课间或睡觉前，用手做圆周活动来揉搓小趾外侧5分钟就行了。

答：没有依据。该说法存在多处错误。记忆力属于大脑的功能，与小脑完全无关，即使改善了小脑功能也不会提高记忆力。此外，揉搓并不能起到任何改善小脑功能的作用，揉搓脚趾对大脑亦没什么功效。

5. 问：按压脚后跟可改善驼背？有说法称，长期伏案工作或坐办公室的人容易形成驼背，这种姿态可以通过刺激脚后跟纠正。背部之所以弯曲，是由于支撑身体重量的脊椎两侧的肌肉变得虚弱，脊椎两侧的肌肉通过膀胱经与脚后跟相连结，刺激脚后跟可以纠正驼背的姿态。

答：不进行手术无法矫正驼背。脊椎两侧的肌肉通过膀胱经与脚后跟相连结，通过经络联系作用，按摩脚后跟对腰酸、腰痛、直不起腰有一定的治疗作用，但如果驼背属于背部畸形，是无法通过手术之外的方式矫正的。长期伏案工作导致的背部姿势不良若能纠正则不能称为驼背，可以通过按压脚后跟的方式帮助背部挺立起来。

6. 问：刷子摩擦脚底可以美肤吗？有说法称，只要刺激脚底，就可以使皮肤变美。具体方法是在洗澡时用刷子摩擦脚底，可促进体内相关激素的分泌，长期如此，就能够使皮肤白嫩起来。选用自然纤维制成的刷子即可，不会损伤脚底。

答：足部调养气血可以改善皮肤状态。人体脏腑功能失调或患有疾病会导致皮肤不好，通过刷子或其他方法刺激脚底的穴位和相应的反射区，可以调节气血，改善皮肤状态，但促进体内相关激素分泌的说法没依据。调养气血确实需要长期坚持，一次两次作用不大。

7. 问：赤脚在鹅卵石上行走有助于健康吗？有说法称，脚心是支撑人体平衡的主要部位，行走时尽可能让脚心得到刺激，有助于身体健康。也可以尝试走走鹅卵石路，让5个脚趾不粘在一起，特别是在大趾和二趾之间留有间隙，可使步履变得轻松。在家应当尽可能赤脚行走。

答：偶尔走有保健效果，但不能常走。赤脚行走或走鹅卵石路能够刺激足底反射区，对足底保健有一定作用，但是不能长期进行，否则会影响腰、腿、足部正常的生理功能，可能引发如足踝部、膝关节或腰部等关节、肌肉的疾病，最好的方式是偶尔一次，每次0.5～1小时，长期赤脚工作生活则不推荐。至于走鹅卵石路时要张开脚趾的说法，不必强求。

8. 问：脚底日光浴可以防感冒吗？有说法称，日光浴是促进身体健康的自然疗法，让有"第二心脏"之称的脚底晒日光浴，可以获得意料之外的保健效果。阳光中的紫外线刺激脚底，可促进全身新陈代谢，调整脏腑功能，使身体硬朗起来。接受脚底日光浴，一年四季不易感冒。天气晴好时，可以天天在室外让阳光直接照射脚底20～30分钟。

答：没什么根据。日光浴确实是促进身体健康的自然疗法，脚底也有"第二心脏"之称，但阳光中的紫外线并不能直接刺激脚底，不能因此起到促进新陈代谢或调整脏腑功能的作用，还要谨防晒伤，因此不推荐脚底日光浴。

9. 问：脚踩网球可以治疗便秘？有说法称，坐在椅子上，用脚底踩并转动网球，可刺激脚底，使脚部疲劳得到缓解。开始转动网球时的疼痛感会逐渐变为舒适感，脚部的疲劳也会在不知不觉中消除。这种方式还有利于治疗便秘。

答：没有治疗便秘的作用，但可缓解疲劳。刺激足部穴位和反射区，能够起到保健和缓解疲劳的作用，但治疗便秘没有依据。由于球体比较难控制，更好的方式是踩竹管，除了缓解疲劳还能锻炼腿部的灵活性。

10. 问：金鸡独立可以锻炼脚底？有说法称，单脚站立可锻炼脚底。单脚站立时，可先抬起右脚脚跟，用前脚掌站立1~2分钟，然后抬起左脚脚跟，用前脚掌站立1~2分钟，轮流进行，踮脚时最好双手扶墙或抓紧栏杆，切记要注意安全。

答：没用，但可改善神经系统。金鸡独立其实作用不在于锻炼脚底，而是平衡机体，太极拳、瑜伽里都有这样的姿势，常练习此动作对身体有益。金鸡独立是一只脚踩地而另一只脚悬空，坚持一段时间后逐渐过渡到单脚踮脚站立，可以锻炼机体平衡，训练大脑入静，从而有治失眠、注意力不集中的功效。

在家泡脚，暖身又祛病

许多都市人喜欢下班后去养生馆、足疗中心做中药沐足，觉得既暖身、解乏，又能调理身体。如果因为种种原因而不能到外面去沐足的话，那么完全可以在家中自己做中药泡脚，而且用熬出来的中药汁泡脚，要比足疗中心冲调药粉泡脚的效果更好。

中医认为，"足是六经之根"，人体十二经脉中有足三阳经终止于足，又有足三阴经起始于足，分布于脚踝关节部位的经络穴位很多。泡脚疗法有疏经络、通气血、驱寒冷的作用。在冬季，睡前用热水泡脚有保健的作用。

（一）生姜水泡脚

（1）方法　可以在泡脚的温热水中放入切好的生姜片，或者将生姜片在锅中熬10分钟左右，再将熬好的姜水倒入泡脚水中。

（2）适合人群　生姜，既是调味品又是一味中药，有解毒散寒的作用，特别适合虚寒体质的人。姜有渗透作用，泡脚时加入生姜，姜的有效成分就可以通过皮肤被人体吸收，这也是中医外治的方法之一。有慢性肠胃问题、经常失眠多梦、怕冷手足冰凉的人，睡前都可以用生姜来沐足。

（二）用酒泡脚

（1）方法　在调好的温热水中，加入两汤匙白酒或黄酒，然后沐足。

（2）适合人群　酒有通络止痛、舒筋活血、促进血液循环的作用，特别适合有痛症的人，如关节痛、痛经等。有些老人的指关节一到冬天就痛，可以在泡脚时加酒，在泡脚的同时也可以把手放入水中同时泡。

（三）用醋泡脚

（1）方法　在调好温度的泡脚水中加入两汤匙醋。

（2）适合人群　醋，有开胃养肝、强筋暖胃、消食下气的功效。月经不调的女性用醋泡脚，还有美容的效果。高血压患者也适合用醋泡脚。

忌空腹时泡脚。因为热水泡脚能使人体血液循环加快，身体消耗热量增加，空腹时人的糖元贮量较少，易发生低血糖。

忌餐后立即泡脚。餐后即用热水泡脚会因水温的刺激，使皮肤和下肢血管扩张，胃肠中的血液相对减少，会妨碍食物的消化和吸收，所以在餐后1小时泡脚为宜。

使用中药材效果更好。中药泡脚是根据中药辨证施治原则，根据不同的病症选择适宜的药物，用水煎取汁液后浸泡双脚，药物的有效成分通过脚部吸收，可以达到有病治病、没病健身的效果。

如果一家人共用一个泡脚桶，其中有人有脚气的，有脚气者泡脚时最好使用一次性塑料薄膜包裹泡脚桶，用后丢弃，以免传染给家人。泡脚桶用后每天最好在阳光下晒干，以起到杀菌的作用。

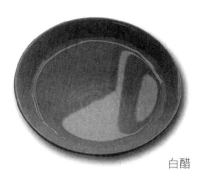

白醋

泡脚，不仅是为了取暖

　　脚上分布着大量反射区和穴位，脚是人的第二心脏。所谓"养生要养脚，防寒先护脚"，即使在暖冬，很多市民仍然习惯在睡前先端一盆热水浸泡一下冰冷的双脚，希望借此暖和身体。这种做法有一定的道理，但如果我们用更科学的方法来泡脚，那么泡脚就能发挥更多的功效。

（一）要睡好，先泡脚

　　俗话说：未睡觉，先睡心。相当一部分都市人晚上之所以难以入睡，一个重要原因是他们把白天工作或娱乐的兴奋状态延续到夜晚。心未安，失眠自然就不可避免了。

　　要使大脑从兴奋状态转换到安静状态，泡脚能够起到很好的调节作用。因为热水可以使脚部的血管扩张，消除疲劳，而人体的各个部位在脚部都能找到相应的反射区，泡脚也就能起到调整脏腑、安定心神的作用。为了使机体状态的转换有充足的过渡时间，泡脚的最佳时间是睡前的半个到一个小时。

（二）泡出健康来

　　在泡脚水中巧妙地加入不同的药材，能够对身体的一些不适起到辅助治疗的作用。以下向大家推荐几个泡脚处方：

　　基本方：当归、川芎、艾叶、紫苏叶各50～100克，加入适量的水烧煮，煮好后兑入温度适宜的清水中，能够行气活血、舒通经脉。

痛经、月经不调：在基本方的基础上，加入素馨花、玫瑰花各20～30克，赤芍50～100克，如上法烧煮并兑入温度适宜的清水中，加两匙羹左右的醋，可以活血调经、活血祛瘀。

失眠多梦：在基本方的基础上，加入酸枣仁50～100克，如上法烧煮并兑入温度适宜的清水中，可以养心安神。

慢性胃肠病：在基本方的基础上，加入香附、干姜各50～100克，如上法烧煮并兑入温度适宜的清水中，加两匙羹左右的白酒或黄酒，能够温胃散寒、行气通络。

头痛、偏头痛：在基本方的基础上，加入白芷、蔓荆子各50～100克，如上法烧煮并兑入温度适宜的泡脚白水中，能够去头风、止头痛。

高血压、高血脂、高胆固醇：在基本方的基础上，加入两匙羹左右的醋，能够通经活络，有助于消脂降压。

（三）泡脚小提点

（1）水煮药材的时间不宜超过半个小时　艾叶、紫苏叶等属于芳香走窜的中药，煮太久会令其香味挥发殆尽，大大地降低了其药效功能。

（2）泡脚并非冬天的专利　一般人习惯冬天泡脚只是因为此时泡脚会令身体更舒适，实际上春夏秋三季用药材泡脚也有利于身体的吸收。要泡出健康，必须持之以恒。

（3）注意个体差异性　中医讲究辨证论治，同样的病对不同的人而言治疗的方法也不一样。以上只是辅助性的通治处方，要让泡脚起到有针对性的作用，个体最好遵循医生的指导。

（四）泡脚讲究三个"度"

（1）泡脚的时间　泡脚时间不宜过长，以20分钟左右为宜。目前坊间有一种说法，认为泡脚要泡到身体出汗才有效。其实，用热水泡脚至出汗是比较困难的，除非是在泡脚水中加入药材。身体是否微微出汗，并不能作为泡脚时间是否足够长的标准。

（2）泡脚水的深度　水的深度要浸到小腿部才能充分扩张血管，

有效发挥药物作用。

（3）泡脚水的温度　水温不是越高越好，最好控制在45℃左右。糖尿病和高血压患者尤其要严格控制温度。因为糖尿病往往会引起周围神经病变，导致患者的手脚出现感觉障碍，对温度的感觉远不如常人灵敏，因而在泡脚时容易烫伤，且烫伤后很难治好。高血压患者的血压调节能力较弱，泡脚时容易引起血压波动，因而一旦感到头晕、不适，就应马上停止。

病例　大蒜捣泥敷足底，稳住高血压

　　80岁高龄的刘先生受高血压困扰逾30年，一直服用三种不同的降压药，但高血压一直无法有效控制。有一次，刘先生的血压飙升至200/120mmHg，来我院针灸科处，我将大蒜捣成泥，轻轻敷在刘先生足底的涌泉穴上，30分钟后，老先生头痛症状消失，头脑也清醒了许多，血压降到了160/95mmHg。通过这个方法，再加上口服降压药物，刘先生的高血压得到了很好的控制。

　　为何会有如此的效果呢？涌泉穴是肾经的井穴，有滋肾、平肝、潜阳的作用；大蒜泥味辛、性温，走窜，有通经活络、调整血管功能。高血压（肝阳上亢型）是阳亢于上，阴亏于下，通过此方法治疗可引火归元，所以能起到立竿见影的效果。但注意要坚持服用降压药，才能长期保持血压的稳定。

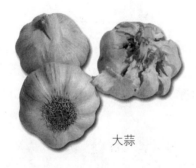

大蒜

泡脚有"方"

药汤泡脚的确有其讲究，所选择的药物与内服药不同，除了辨证施治外，多有辛、温、走、窜的"药引"来帮助外治药发挥活血化瘀作用。中医眼里的"药汤泡脚"不仅能解除疲劳，还对失眠、头痛、月经不调、中风、痛经、感冒、慢性胃炎、高血压等有疗效。不过需要注意的是，为保证药效，煮药材的时间一般控制在30~60分钟，因为每个人的体质不相同，要想泡脚起到好的疗效，处方药物最好在医生的指导下使用。

1. 治失眠

【药方】合欢花60克，柏子仁、远志、当归、酸枣仁各30克。

【制法】取上述5味药加水1 000毫升，浸泡30~40分钟。每晚睡前用武火煮沸，再用文火煎煮30~40分钟，将药汤倒入桶内，加入适量热水，浸泡双脚至小腿部30~40分钟后，再按揉双侧三阴交穴2分钟、太溪穴2分钟、失眠穴（足跟部正中央）2分钟，每天1次，10天为1个疗程。

2. 治头痛

【药方】天麻、夜交藤、川芎各15克，川牛膝12克，钩藤（后下）、绿茶叶各30克。

【制法】水煎2次，取汁300毫升，加入3 000毫升沸水中，待水温适合时足浴，每天1次，1个月为1个疗程。

3. 治眩晕

【药方】罗布麻叶、钩藤、草决明各30克，吴茱萸、川芎各15克。

【制法】把以上中药材加水，熬煮半小时，直到剩下约1 000毫升时，加适量热水兑成药汤，水温保持在40～50℃。在泡脚前加2匙白酒。每天1次即可。

4. 治胃肠病

【药方】桂枝、干姜、紫苏、元胡、当归各30克，艾叶50克。

【制法】把以上中药材加水，熬煮半小时，直到剩下1 000毫升时，加适量热水兑成药汤，水温保持在40～50℃。

5. 治痛经

【药方】益母草30克，香附、乳香、川芎、没药各20克，小茴香、干姜各15克。

【制法】上药水煎，去渣，药液混入温水，用足浴盆浸泡双足30分钟，可活血散寒、温经止痛。

6. 治月经不调

【药方】玫瑰花、红花、川芎、桂枝各30克，艾叶、当归各50克。

【制法】把以上中药材加水，熬煮半小时，直到剩下1 000毫升时，加适量热水兑成药汤，水温保持在40～50℃。在泡脚前加2匙白酒。

7. 中风偏瘫

【药方】苏木、艾叶各50克，当归、干姜、川芎各30克。

【制法】把以上中药材加水熬煮半小时，直到剩下1 000毫升的汤剂时，加适量热水兑成药汤，水温保持在40～50℃。在泡脚前加2匙白酒。每天1次即可。

8. 风寒感冒

【药方】细辛、桂枝各20克，干姜、紫苏、藿香各30克。

【制法】把以上中药材加水熬煮半小时，直到剩下1 000毫升的汤剂时，加适量热水兑成药汤，水温保持在40～50℃。

9. 高血压

【药方】夏枯草、草决明、白蒺藜、川芎各50克。

【制法】把以上中药材加水熬煮30分钟，直到剩下1 000毫升的汤剂时，加适量热水兑成药汤，水温保持在40～50℃。

梳头也能保健养生

国家中医药管理局为提高民众养生保健素养，特发布了《中国公民中医养生保健素养》，其中就有介绍梳头养生法，称梳头可以疏通气血，清醒头脑。但是又有传言指出，每次梳头都会脱一次头发，频繁梳头，很快就会变成秃子。这样的说法是否正确呢？我们又该如何对待梳头养生？

（一）梳头导致脱发？误解！

落发是新陈代谢的产物，并不是梳头导致的，即使不梳头，那些头发仍然是要脱落的。头发稀少或是脱发的老人家，也可以通过梳头改善头发的现状。

很多老年人，在梳头的时候看见梳子上有落发，就认为多梳头发会脱发，越梳越少。这其实是错误的，梳头其实也可以算是清洁头部的过程，将代谢的落发等清除出去。所以说，梳头不仅不是脱发的罪魁祸首，还是脱发的救星，梳头其实是有助于生发的。

脱发的老人家或者想养生保健的人可以按照下面的步骤来梳头，这样有利于生发。早晚各梳理一次，就可以达到防止脱发和保健养生的效果。具体的方法是：

前额至后脑：从前至后梳理5分钟，梳齿一定要接触头皮。

后脑：由上至下梳理2分钟。

颈/背：沿着梳理的方向向下轻敲背部1分钟。

（二）养脑、健脑和醒脑

人体总共有14条主要经脉，俗话说"头为诸阳之会"，说的就是有6条阳经在头部汇集。梳头是通过梳齿的梳动刺激头皮，将这样的刺激传导到头部的经脉穴位，从而达到养生保健的效果，这也就是经络保健。

在头部有两条对保健来讲最为重要的经脉，即督脉和膀胱经。这两条经脉是头部经脉中仅有的入脑的经脉，刺激这两条经脉可以达到养脑、健脑、醒脑的功效。梳头不仅可以养脑、健脑、醒脑，还有利于改善记忆力下降、补肾、改善气血、预防脑萎缩等。如果你本身有气血不足、脑供血不足的问题，常梳头也有助于补益气血，改善脑部供血。

（三）合成材质要不得，手指梳头需用力

梳头养生其实可以说是最简便的养生方式，相较于其他养生方式，梳头养生的工具很简单，只需一把梳子。

什么样的梳子比较好呢？市场上的梳子五花八门，还有专门的养生梳子，但其实这些对于梳头都没有很大的影响。我建议梳子最好不要用塑料的或是其他合成材料的，最好是用木质的。

除了梳子，现在还提倡用手指梳头，因为手指指尖比梳子钝，梳头是可以起到养生效果的。我提醒不论是用梳子还是手指，梳头养生的关键是刺激头皮，在用手指梳头时一定要稍用力，达到刺激头皮的目的，但是不要用力过猛，以免导致刺痛。

梳头的时间因人而异，很多梳头养生说强调要梳多少次，太过机械，不必拘泥。老人家梳头养生只要早晚各梳头3~5分钟即可，时间长短看个人。

健脑操：愿望很美好，事实不太行

国内外各类健脑操，无论基于中医还是现代医学的理论，在引导人们刺激某些部位时或许能引起相应的反馈，对醒脑提神和缓解疲劳会有一定的帮助，但其作用不可盲目拔高。即使各类健脑操都有一定的理论依据，但人脑实在太复杂了，其改变不但受日常行为习惯影响，还受营养、环境、情绪、睡眠质量等各种因素影响，并不是几套"理论上似乎说得过去"的动作就能起操控作用的。

如果把健脑操拔高到能益智、增智的高度，只能说，愿望很美好，事实上不太可能。就像近年来备受热议的眼保健操一样，它本来只是有助于缓解眼疲劳，没有一个足够有说服力的研究结果证明它可防治近视，各种健脑操所声称的益智功能，目前也一样没有证据可说明它的作用。事实上，一个人智力的提升是受各种综合因素影响的，要单独评估某种因素对智力的贡献，确定其有多大的益智、增智作用，几乎不可能。

但从普通保健的角度去定位，我认为健脑操是有一定作用的。以《北京日报》所披露的"中医健脑操"为例，从其中提到的多个穴位来看，这套健脑操确实运用了中医经络的理论。而从中医的角度而言，这套操中提到的督脉、膀胱经都是能"入络脑"的，这两条经脉上相应的穴位都是有一定醒脑开窍作用的穴位，适当按压确实有助于提神醒脑解疲乏。而从现代医学的角度来讲，适当做头部按摩，也有助于促进脑部的血液循环，缓解脑疲劳。

　　无论哪个年龄段，要提神醒脑其实并不复杂，可适当按压攒竹、太阳、风池穴，如果加上印堂和后溪两个穴位，效果可能更好。作为日常自我调节保健，按压的手法不用太复杂，力度应适中，以个人耐受为度。

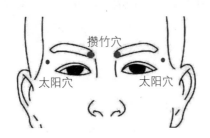

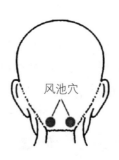

为什么会得偏头痛

偏头痛是一种常见的慢性神经血管紊乱性疾病，其临床表现以间断性反复发作、一侧头痛为主，一般持续4～72小时，可伴有视觉、感觉、运动、情绪紊乱及胃肠道等植物神经症状，常有遗传性家族史。常分为无先兆偏头痛和有先兆偏头痛。偏头痛的发病机制目前尚不清楚，可能与遗传、内分泌、血管、神经递质、免疫等因素有关。

偏头痛属于原发性头痛，具有反复发作的特点。其发作时会出现持续性的头部搏动性疼痛，并导致恶心、呕吐等症状。缺乏预防性治疗，偏头痛会增加并发症风险，另外包括引发重性抑郁、恐怖障碍等。因此，世界卫生组织将严重的偏头痛定为最致残的慢性疾病之一，类同于痴呆、四肢瘫痪和严重精神疾病。

随着医药事业的进步，越来越多患者可能通过药物治疗而最终治愈偏头痛。西医治疗偏头痛的方案包括急性头痛处理、生活方式调节与预防药物治疗。大部分偏头痛发作可以预防，在日常生活中尽量避免诱发因素可以防止偏头痛发作。急性偏头痛可选非甾体抗炎药中疗效肯定的阿司匹林、布洛芬和萘普生等。麦角胺类药、选择性5-HT受体激动剂、肾上腺皮质激素等药物也在偏头痛的临床治疗中得到了肯定。用于偏头痛预防性治疗的药物主要有β-受体阻滞剂、抗抑郁剂、钙通道拮抗剂和抗惊厥药。这些口服药物尽管使用比较方便，但是作为化学药物，它们均带来了一些临床毒副作用。如反复使用解热镇痛抗炎药可能出现恶心、呕吐、胃黏膜出血、胃溃疡等消化道症状，甚至导致抗血小板作用所致的出血倾向及症状。使用镇痛药物易出现耐受性和依赖性，从而出现药物依赖性头痛。口服麦角胺类药物有许多不良反应，包括恶心、呕吐、头痛加重、麻痹、头晕、口干等。西药治疗本病的疗效不肯定，毒副作用较多，且复发率高，而中医药以整体观念为指导，治疗手段丰富，疗效确切，复发率低，在临床方面取得了一系列成果，针灸作为非药物的自然疗法，越来越受到关注。针灸治疗偏头痛的历史十分久远，它不仅临床疗效肯定、安全，减少了部分化学药品带来的毒副作用，而且具有良好的社会经济效益。

偏头痛属于中医学头痛、偏头风等范畴。《黄帝内经》中就有"脑风""首风"的记载，它将临床表现为剧烈头痛、放射到头项部的急危重症头痛称为"真头痛"，将从枕部（脑后）到颅顶部（巅顶）、到眉间都出现的头痛称为"冲头痛"，同时根据经络在头部走行和分布的特点来命名与之相适应的头痛类型，开创头痛疾病以经络分类的先河。张仲景《伤寒论》六经条文中有太阳病、阳明病、少阳病、厥阴病头痛的记载。偏头痛病因不外乎外感和内伤两端，而又以内伤为主要因素。头为清阳之会、清空之府，五脏六腑之精气皆上注于此，易为外邪所袭，故《素问·太阴阳明论》云"伤于风者，上先受之"。风为"百病之长""六淫之首"，其感受外邪多以风为主，多挟寒、热、湿、邪。《灵枢·经脉》云："肝足厥阴之脉，起于大指丛毛之际……挟胃属肝络胆，上贯膈，布胁肋，循喉咙之后，上入颃颡，连目系，上出额，与督脉会于巅；其支者，从目系下颊里，环唇内……"足厥阴肝经起于足大趾，属肝，络胆，上行连接目系，出于额，并向上与督脉会于巅顶；胆附于肝，经脉相连，胆经布散于头两侧。肝胆二经占据了头部的主要位置。据临床观察，头风发作时，疼痛部位以头之偏侧或额角为主，其先兆症状亦与肝经经脉循行线相一致。根据中医理论，经络所通过部位的疾病与本脏关系最大，由此可见，偏头痛与肝脏相关。近年来，随着世界卫生组织将偏头痛列入针灸治疗疾病的推荐病谱，国内外针灸从业者和研究者在针灸治疗偏头痛的有效性和安全性方面做了大量研究，针灸方法也向多样化、综合化趋势发展。

中医话失眠之"心脾两虚"篇

生活中往往有这样的情况：小张和小李都患有失眠，小张服用一名中医开的中药，效果很好，而小李也按照这个方去抓药，效果却不明显。为什么会出现这样的情况呢？中医认为，"失眠"有虚实之分、脏腑之别。虽然很多人都患有失眠，但引起该病的原因不尽相同，这也就意味着治疗方法的不同。所以，一定要先分清所患的失眠属于哪类证型，这样才能对证下药，做到药到病除。

失眠有虚实之分，虚症包括心脾两虚、心胆气虚、阴虚火旺等，实证有肝郁化火、痰热内扰等。本篇重点谈谈心脾两虚型失眠的表现与应对方法。

表现为遇事紧张而容易失眠通常为心脾两虚型失眠，除了难以入睡外，患者平时还常常觉得精神疲倦，头晕眼花，四肢酸软没有力气，不想活动，面色比较暗淡，没有光泽，偶尔还会出现心慌，严重者往往记忆力下降，丢三落四，一些熟悉的事刚刚说完就不记得了；有的还会食欲不振，不想吃饭，腹胀，大便比较稀，次数较多，舌体的颜色比较淡，脉是细弱的。

这类失眠患者，往往精神比较紧张，生活比较谨慎。比如对于生活琐事、家庭纠纷、人际关系的处理等等每一件事情，他都要仔细考虑，凡事都要操心，事事都要牵挂；或者工作压力大，学习负担重，对自己要求太过严格，大脑长期处于紧张的状态；或者性格内向，多愁善感，心事重重；或者有脾胃的疾患，又过度劳累，饮食及睡眠没有规律。中医讲气血与神的活动密切相关，如果思虑过度则会耗伤心神，脾胃虚弱则气血生成不足，神失所养而出现睡眠较差，精神疲倦。

心脾两虚型失眠患者，除了改变不良生活习惯、缓和心情外，不妨参考以下做法，小办法也许有大妙用。

（一）临睡前的准备

泡脚。临睡前以温水泡脚，通过泡洗揉搓脚部，可以活血舒筋，宁心安神，改善睡眠。苏东坡曾经有诗言"主人劝我洗足眠，倒床不复闻钟鼓"。

用手指梳头发。双手五指分开代替梳子，从前额及两旁一直梳到脑后。《贵耳集》说："梳头浴脚长生事，临睡之时小太平（梳头和浴足能使人长寿，临睡做之能使人睡得安稳）。"

按摩涌泉穴。临睡前按摩足心涌泉穴（在足底部，蜷足时足前部凹陷处，约当足底第二、三趾趾缝纹头端与足跟连线的前1/3与后2/3交点上），双手互相搓热后，左手按摩揉擦右足涌泉，右手按摩揉擦左足涌泉，速度稍快，以足心发热为度。

（二）饮食上的应对

1. 金针鸡脯汤

【配方】金针菜30克，鸡脯肉150克，香菇5克。

【用法】鸡脯肉洗净切块，放入沙锅中加水，加葱，慢火炖煮至八成熟，加入香菇丝，金针菜继续慢火炖煮至鸡肉烂熟，加调料，佐餐食用。

2. 酸枣仁粥

【配方】酸枣仁30克，粳米100克，鲜生地60克。

【用法】将酸枣仁研末，以水研滤取汁，鲜生地切烂，绞取汁。用酸枣仁汁加入适量水，煮米为粥，即将熟的时候，加入鲜生地汁100毫升，煮沸3~5次，临睡前温服。

3. 合欢花茶

【配方】合欢花10克，白糖适量。

【用法】将合欢花洗净放入水杯中，用沸水冲泡，酌加白糖，闷泡20分钟即可饮用。

（三）药枕有妙用

【配方】合欢花、郁金、石菖蒲、菊花。

【用法】按照枕头大小，上药各取等量，将其碎为粗屑，拌匀备用。然后用纱布缝成枕心袋，将药置入其内，制成枕心，再外套枕套即可。

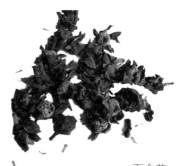

百合花

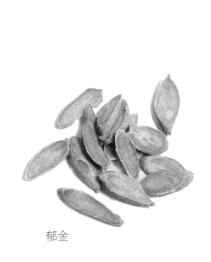

郁金

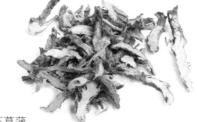

石菖蒲

你身边的保健医生

中医话失眠之"阴虚火旺"篇

失眠，中医古籍记载称"不寐"，其内涵与现代医学"失眠"概念基本一致。中医认为睡眠乃系心神所主，是阴阳之气自然而有规律的转化结果，这种规律一旦被破坏，就可导致不寐。古代医家张景岳在《景岳全书·卷十八·不寐》中说："盖寐本乎阴，神其主也，神安则寐，神不安则不寐。"因为心藏神，心神安定，则能正常睡眠，如心神不安，则不能入睡。不论是心经自病，还是脾病、肾病、肝病、胃病影响于心，均可导致失眠。按照病变脏腑的不同，主要可见五种类型，上文我们已谈过心脾两虚型失眠的中医疗法，以下继续介绍阴虚火旺型失眠的中医辨证治疗。

（一）症状表现特点："上火"

阴虚火旺型失眠患者，往往有上床难以入睡，或早醒或中间间断多醒；或多梦、噩梦，似睡非睡；或通宵难眠等主要症状，还兼有心烦、心悸、手足心发热、盗汗、口渴、咽干，或口舌糜烂、舌质红、少苔、脉象细数等俗称"上火"的症状。而这惹祸的"火"，可不是那种单纯喝点凉茶清清热就能解决的"实火"，而是中医所说的"虚火"。

（二）发病原因：阴不足而阳有余

现代医学认为，失眠的发生与体质上的易感性及精神心理、疾病、药物、环境等因素相关，阴虚火旺型失眠与体质关系密切，所以好发于老年人群及经常熬夜的"夜猫子"。此型失眠累及的脏腑主要为心和肾。中医五行学说认为，心属火，肾属水，水能制火，在生理情况下，肾水上济心火，使心火不至于偏旺而扰乱心神。而老年人肾气渐衰或素体肾阴不足，或经常熬夜、房事太过等导致肾水不足以制火，心火就会亢盛起来，扰乱心神，肾阴虚而心火旺，阴阳不相和谐，因而发生失眠。

另外，中医认为人体的神经系统具有阴与阳、抑制与兴奋、分泌津液与黏膜干燥、降温与发热等的双重机制。而阴虚火旺就是指人的神经系统的"阴—抑制—分泌津液—降温"这方面的功能不足，从而导致人体的神经系统的"阳—兴奋—黏膜干燥—发热"这方面的功能相对的、虚假性亢进。因而，人体除失眠、心烦之外，还会出现心悸不安、头晕耳鸣、健忘、手心足心发热、盗汗、口渴、咽干、口舌糜烂等症状。此型失眠的病理机制是阴不足而阳有余。

（三）中医治疗：轻重有别，方法多样

中医文化博大精深，源远流长，治疗慢性病是中医药的强项，可逐步调整患者体质，固本培原，使人的身体机能恢复正常。失眠是慢性病，中药、针灸等具有安眠药没有的优点，既不会成瘾，也不会产生依赖性，故失眠症患者选用中医中药进行辨证治疗也是一种很好的治疗方法，若辨证恰当，则疗效明显。如果失眠出现的时间不长，且白天其他症状不严重，也不影响工作、学习和社会活动的为一般失眠，一般经过自身精神上或生活上的调节，不需服用什么安眠药物，改变不良生活习惯及配合运动疗法等，数日后可以自动恢复正常睡眠。如对照以上所介绍的症状，符合阴虚火旺型失眠的，可自行尝试以下中医保健疗法：

1. 生活调理

阴虚火旺型失眠与熬夜、饮食等关系密切，中医认为，子时为人体阴阳交接时分，若子时过后仍不睡觉，就容易损阴耗津。另外，岭南气候湿热，过食辛辣、抽烟、喝酒等不良习惯容易导致体内津液损耗，虚火内生。所以，避免失眠的最有效方法，是使生活起居规律化，养成定时入睡

你身边的保健医生

与定时起床的习惯，从而建立自己的生理时钟，还要改变不良习惯，尽量饮食清淡，少沾烟酒。

2. 饮食疗法

阴虚火旺型的失眠，宜服用生津养阴、清心降火的物品，如宜食银耳、灵芝、百合、金针菜、莲子、莲子心、酸枣仁、黄鱼等食品。食疗方如下：

• 枣仁地黄粥　酸枣仁20克，生地黄15克，粳米100克。煮粥食用，有滋阴安神之功。

• 桂圆红枣粥　桂圆肉15克，红枣5～10枚，粳米100克。煮粥食用，有养血安神之功。

• 柏子仁粥　柏子仁10～15克，蜂蜜适量，粳米50～100克。煮粥食用，有润肠通便、养心安神之功。

• 百合糖水汤　百合100克，加清水500毫升，用文火煮至熟烂后加糖适量，分两次服食。百合甘苦微寒，能清心安神，治疗心烦不安、失眠多梦。

• 盐莲子茶　将莲子心30个用水煎，放入盐，每晚临睡前服用。

3. 耳穴刺激法

最常用的是耳穴压丸法，选耳穴：神门、肾、心、脑点、皮质下、失眠、镇静。

【方法】用质硬、表面光滑的小圆粒（种籽、药粒或其他对人体无害的制品）贴压耳穴，治疗疾病。贴压物可用小米、绿豆，也可用药物种籽、莱菔子、王不留行、黄荆子；也可用药丸红丹、六神丸、喉症丸等，凡是表面光滑、质硬大小适于耳穴贴压、无副作用的物质均可选用。现今采用最广泛的是王不留行，胶布可剪成0.6厘米×0.6厘米大小数块备用，用75%酒精棉签消毒或擦洗耳郭，使胶布及贴压物易于与耳穴帖牢。将贴压物如王不留行的胶布对准穴位贴压好，耳穴贴压时要稍施加压力。每贴压1次，可在耳穴上放置3～5天，贴压期间嘱患者每天自行按摩2～3次。

4. 足部按摩疗法

反射区及腧穴：心、肾、肾上腺、输尿管、前额（即原额反射区）、三叉神经，按点申脉穴，中度刺激，每天睡前半小时按摩，每穴大概按摩5分钟。

　　如果出现失眠症状且连续时间两周以上，经过以上疗法治疗仍不缓解，并且有头晕胀痛、心慌心烦等症状，明显影响白天工作、学习和社会活动功能，那就要服药治疗了。中医对这种失眠患者所采用的办法是滋阴降火，清心安神。中药选方采用以黄连、黄芩、白芍、阿胶、鸡子黄等为主的黄连阿胶汤。方中黄连、黄芩降火；白芍、阿胶、鸡子黄滋阴，而共达清心安神之功。针灸选穴以心经及肾经穴位为主，如神门、内关、照海、大陵等，针刺以泻心经、补肾经、安神为法。以上所介绍过的对于失眠轻症的疗法也可配合使用作为辅助治疗，另外还应结合心理疗法，从生理、心理各方面综合治疗，疗效更显著。

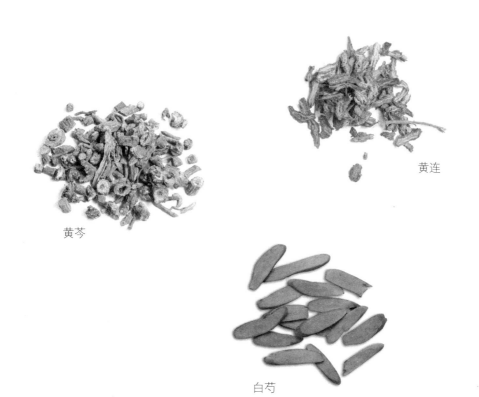

黄连

黄芩

白芍

中医话失眠之"痰热内扰"篇

随着社会的发展，生活节奏的加快，失眠症的发生率有上升趋势。据统计，约有30%的成人患有失眠症。每天睡眠时间多少才属于正常呢？大多数新生儿每天应睡14～18小时；10岁左右儿童睡眠时间应为9～10小时；成人每晚应睡7～8小时；老年人平均每晚应睡6.5小时。总之，如果你常常睡眠时间不足，或睡眠深度不够，或醒后不能消除疲劳、恢复体力与精力，那你就患上失眠症了。

前面我们讲过失眠中医辨证大体分为心脾两虚、心胆气虚、阴虚火旺、肝郁化火、痰热内扰五型，那你知道你患的是哪一类型的失眠吗？下面我们来介绍痰热内扰型失眠症的诊断和治疗。

中医强调辨证，首先要辨证准确，然后对症下药，才能药到病除。否则，轻则药到不效，甚则适得其反，越治越重。认识到了辨证的重要性，那么对于广大非医学专业人士怎样才能准确辨证呢？中医可以通过望闻问切来辨证，痰热内扰型失眠的症状有失眠，同时觉得头很重，痰多胸闷，不想吃饭，有时有嗳气、吞酸、恶心、口苦、心烦、眼花等症状，舌质偏红，苔腻而黄，脉滑数。

如果你有失眠且伴有两种以上前述症状，那就要小心了，因为你很可能患上了痰热内扰型失眠。

你知道自己的痰热内扰型失眠是如何罹患的吗？失眠的发病与我们的生活息息相关，以下是常见因素。

（一）失眠常见因素

（1）环境因素　长期处于光照或温热环境下，感受火热之邪，若素体形体肥胖，痰湿为患，痰热互结，上扰心神，阴不敛阳而致失眠。

（2）心理社会因素　因疾病焦虑、亲人亡故、为考试或工作担心等耗伤阴血，阴虚火旺，炼液为痰，痰火内扰心神而致失眠。

（3）躯体疾病　各种疼痛性疾病及其他如胃肠疾病、心肺疾病等辨证属痰热为患的疾病亦常常引起失眠。

（4）精神疾病　抑郁症、精神分裂症、老年痴呆、焦虑症、强迫症、边缘性人格障碍等中医辨证属痰热之证者亦不少见，亦常伴有失眠症状。

（5）药物　咖啡因、茶碱、激素、酒精和各种兴奋剂等常酿生痰热而致失眠。

（6）饮食　平素嗜食辛辣、肥甘厚味，损伤脾胃，酿生痰热，壅遏于中，胃气失和，阳气浮越于外而卧寐不安。

有些患者久治不愈，那么如何祛除失眠的病根呢？首先，要找出失眠的原因，然后从根本上解除这种病因，并改变不良的习惯，如睡前生气、饱餐、喝茶、剧烈运动、枕头过高、枕着手睡、被子蒙头、张口呼吸、对着风睡、坐着睡等，然后对症综合治疗，就能让你彻底摆脱失眠的困扰。

（二）简单疗法

（1）穴位按摩　百会、印堂、神门、涌泉穴，临睡前按摩3～5分钟，用保健梳梳头5分钟效果更佳。（百会：在头顶，前后正中线与两耳尖连线的交点。印堂：在额部，当两眉头之中间。神门：位于手腕部位，手腕关节掌侧，尺侧腕屈肌腱的桡侧凹陷处。涌泉：在足底部，蜷足时足前部凹陷处，约当足底第二趾、三趾趾缝纹头端与足跟连线的前1/3与后2/3交点上。）

（2）足浴疗法　橘皮、茯苓、竹茹、磁石、菊花、黄芩、夜交藤各50克，加水适量，水煎2次，去渣取汁，倒入浴盆中，趁热浸洗双足15～30分钟，每晚临睡前1次。此法简单易行，长期坚持，效果奇佳。

（3）药枕　每天至少1/3的时间枕头伴随我们入眠，可见其重要性。药枕疗效显著，简便易行，经济实惠，无明显副作用，应用广泛，故备受民众欢迎。我国的药枕疗法历史久远，发展至今，其种类繁多，概之有六，即布式药枕、木式药枕、石式药枕、电磁疗枕、书枕及囊袋式药枕，其中布式药枕多用。药物多用芳香发散药物干品，如藿香、菖蒲、茉莉花、合欢花、夜交藤各等量。制作方法如下：将以上药物碎为粗屑，拌匀备用；然后用纱布缝成枕心袋，将药置入其内，制成枕心；最后再外套枕套即可。枕头要高低适当，成人枕头高度8厘米左右（因人而异），做成内低外高符合人体生理曲度的形状，这样治疗失眠的同时又可预防颈椎病。

（4）音乐疗法　睡前半小时不再用脑，在安宁的环境中听听柔和优美的轻音乐，如《月光下的凤尾竹》《二泉映月》《军港之夜》等，放松身心，有助睡眠。

（5）中成药或汤剂　此种方法应用前最好咨询专业人士。一般轻症失眠，可用温胆汤（半夏10克、橘皮15克、茯苓12克、竹茹10克、枳实10克、甘草9克、生姜9克、大枣6克）；若经久不寐，或彻夜不寐，梦多而梦景奇怪，大便秘结者，可服用礞石滚痰丸（大黄、黄芩各240克，礞石30克，沉香15克，上为细末，做成水丸）；若失眠伴胸闷嗳气，腹部胀满，大便不爽，苔腻，脉滑，用半夏秫米汤（秫米30克，制半夏10克）；若暴饮暴食，宿食积滞较甚，见有嗳腐吞酸、腹部胀痛者，可服用保和丸。

（6）食疗　如果感觉中药难入口的话，那么通过饮食调节来改善睡眠是再好不过的一种方法了。平时可适量选食一些有助于神经功能的食品，如河鱼、海鱼、牡蛎、虾、泥鳅、猪肝、猪腰、核桃、花生、苹果、蘑菇、豌豆、蚕豆、牛奶等。

还有一些常用药膳可供参考，经临床证实，疗效令人满意。

● 竹沥药粥　淡竹沥15克、小米50克，用小米加水煮粥，粥将成时加入竹沥水，搅匀，服食，每日1剂。

● 天麻陈皮饮　天麻10克、陈皮6克、茯苓15克、白糖15克，天麻、陈皮、茯苓用水煎，去渣取汁，加入白糖至融化，每日1剂。

● 三子养亲茶　紫苏子9克、白芥子6克、萝卜子9克，上三味分别洗净，微炒击碎。布包，煮作茶饮。

经过以上介绍，相信你一定对失眠有了更深的认识。只要你是个有心人，其实失眠并不可怕。最后，祝愿所有失眠的朋友早日摆脱失眠的困扰。

失眠与心血不足有关

当你上班时间当着上司的面大打哈欠时，当你注意力无法集中、记忆力减退时，当你躺在床上辗转反侧、难以入眠时，当你整夜噩梦、屡睡屡醒时，你尴尬吗？你恐慌吗？你苦恼吗？告诉你，"不寐"之病已紧紧缠上了你，它开始一点一滴、慢慢地骚扰你规律的生活。

的确，在当今快节奏、高效率的生活环境中，失眠已不再是偶然现象，而成为很多人的常见现象。早期很多人以为可能是白天喝咖啡、喝浓茶的缘故，或者是工作比较忙、长时间加班，颠倒了作息才出现这种情况，甚至有些人幸以为乐地认为这样也不错，晚上会有更多时间工作，不会被疲倦困扰，但是逐渐发现不仅仅是入睡难，而是即使睡着了也梦多，睡眠质量开始下降，到最后白天的工作也受到严重影响。于是很多人焦虑不安，自己找药或者听从亲戚、朋友介绍的验方和灵药来治疗，其疗效往往不如所望。由于个人体质、脏腑虚实、节气时令等不同，故治疗方法也不一样。

治疗疾病，辨证是非常重要的，首先我们要知道自己得的是什么病、怎样引起的，再针对自己的体质、临床表现进行自我调节。失眠并非每个人都需要上医院治疗，其实我们只要留心，多关爱一点自己的身体，失眠就会在萌芽状态消失。曾经在门诊遇到这样一位患者：女，34岁，是一名中学教师，近两个月来隔三四天才能入睡一次，一次入睡为3~5小时，常常是从噩梦惊醒之后再也无法入睡。自诉每天晨起后，头昏脑胀，全身疲倦乏力，并且一整天心神不宁，易受惊吓，甚至同事大声说话她都受不了。就诊时面色晦暗，目光呆滞，精神疲倦。此患者属于中医不寐病的心虚胆怯之证，病情较重。病机就是中医所讲的心血不足、胆腑不宁。中医认为，心为君主之官，胆为中正之腑，二者共同维持人体情绪稳定。在我国最早的医学专著《黄帝内经》中就有"心藏神，肺藏魄，肝藏魂，脾藏意，肾藏志，是谓五脏所藏"的记载，这类患者往往是由于先天体质虚弱，或者脾胃运化不好，不思饮食，而导致气血生化不足。心主血脉，气虚血液循行缺少了原动力，故出现心慌、心悸、气短倦怠，活动后易疲倦、乏力；血虚，则出现心烦难以入眠，形体消瘦，同时气虚痰浊上扰心神，出现心神不安，不寐多梦，易于惊恐。胆属木，为清净之府、决断之官，若胆虚气怯，决断无权，则遇事易受惊恐，临床多见情绪焦虑不安，失眠多梦，易惊易醒。正如古医藉《沈氏尊生》中所说的 "心胆俱怯，舷事易惊，睡梦纷纭，虚烦不眠"。

失眠并不可怕，只要你能科学合理地对待它，就会把失眠拒之门外。

如果你的情况符合以上症状，给你介绍几种有效防止失眠的方法，关键都是益气安神定志。

（一）饮食疗法

1. 药粥疗法

【配方】远志15克，炒酸枣仁10克，粳米75克。

【用法】粳米淘洗干净入锅，放入适量清水，加入洗净的远志、炒酸枣仁，煮成粥，即可食用。

2. 药茶疗法

【配方】龙骨9克，石菖蒲3克。

【用法】将龙骨捣碎，加500毫升清水，煎煮取汁约200毫升；另将石菖蒲切片放茶杯中；再将煮沸的药汁冲入茶杯，加盖闷15分钟。晚间当茶饮用，每日1剂。

3. 药膳疗法

【配方】猪心1个，五味子10克。

【用法】猪心清水洗净，将五味子装入猪心内，加适量清水，隔水炖2小时，加入少许食盐调味，即可食用。

（二）睡前保健疗法

1. 足浴疗法

【配方】磁石100克，茯神50克，五味子30克，刺五加50克。

【用法】将磁石入锅，加水适量，先煎煮30分钟，加入其余药物再煎30分钟，过滤取汁，浸泡双脚。

2. 药浴疗法

【配方】合欢皮150克，远志30克，夜交藤、龙骨、牡蛎各200克，酸枣仁、石菖蒲、五味子各50克。

【用法】将上药加水适量，煎煮40～50分钟，滤去药渣后放入浴盆，即可浸泡。

3. 药枕疗法

【配方】生磁石、石菖蒲、郁金各500克。

【用法】生磁石打碎，再将其余药晒干或烘干，研成碎末，三药混合拌匀，装入枕心。

（三）中医药疗法

1. 压耳珠法

【选穴】耳穴：神门、皮质下、肝、肾、心、脾。

【用法】探准穴位，酒精消毒后，用干棉球擦干，每穴置1粒磁珠，用0.6厘米×0.6厘米胶布固定，按压3分钟，使局部产生胀、痛、热、麻感。每日按3次，尤其注意入睡前按压3～5分钟。两耳交替，3～5日1换，15日为1个疗程。

2. 中药：安神定志丸加减

【配方】人参10克，茯神15克，龙齿10克，茯苓15克，石菖蒲10克，远志6克，酸枣仁15克，合欢花10克。

【用法】将上药放入砂锅，加3碗清水，煮1小时即可服用，每日1剂。

📋 **病例**

早在我国宋代医家张杲的医案中有记载：患者钱丕，近几个月来整夜多梦，后来前往朝廷，与邓州地方官胡用相见，诉说"近日整夜多梦，虑非吉兆"。胡曰"昔常如此，惊怕特甚，有道士教戴丹砂"。后钱丕在辰州求得灵砂双箭镞，戴之，不过十天即可有效，四五年无复发。看似荒唐，其实不然，朱砂原名丹砂，始载于《神农本草经》，甘，微寒，有小毒，入心经，天然的辰砂矿石，具有镇静安神之功效。

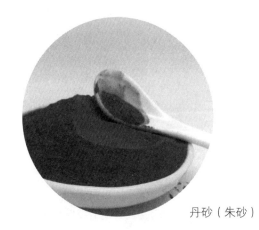

丹砂（朱砂）

失眠不用愁，看看哪种方法适合你

（一）失眠的针灸疗法

针刺穴位，使经络气血通畅，阴阳调和，从而达到提高睡眠质量的作用。

【取穴】肾俞、心俞、胃俞穴。针刺肾俞、胃俞、心俞穴，能调整阴阳，调和脾胃，清心安神，活血通络。安其心神，则夜寐得宁，达到治疗失眠症的目的。

【操作】用1寸或1.5寸针灸针的针尖对准穴位处斜刺，留针30分钟，每日1次，10日为1个疗程。

【说明】需要专业医生才能操作。

（二）捏脊疗法治失眠

捏脊疗法是以捏脊法为主，配合点、按、拿、提、弹等手法施术于脊背部的一种治疗方法，是阴病（脏病）治阳（脊背部）的具体应用，具有调整阴阳、通理经络、调和气血、恢复脏腑功能的作用。采用捏脊疗法治疗失眠，简单易行，无毒副作用，疗效确切。

捏脊疗法基本操作手法如下：

1. 正捏与倒捏

在合适室温下，患者俯卧，暴露脊背部。推拿医师（也可是家人）站于治疗床一侧，将双手揉热后，用拇指侧缘顶住脊柱两侧，食指及中指向前按，三指同时提拿皮肤，双手交替向前捻动。自长强穴推至大椎穴为正捏脊法，从大椎穴推至长强穴为倒捏脊法。一倒一正为1次，每日2～3次。7日为1个疗程。

2. 提拉手法

每个疗程的最后1～2次要改变手法，即每做2～3个动作，食指与拇指将皮肤用力提起一次。

3. 封肾手法

最后在两侧肾俞穴用双拇指揉按3～5分钟，即以所谓"封肾"而结束。

（三）各型失眠的具体捏脊要求

肝郁化火型失眠与痰热内扰型失眠属于中医实证，捏脊时，应采用泻法——倒捏脊法，并可在心俞、肺俞、神门与三阴交等穴加以泻法指按（顺时针轻点按为补法，逆时针重点按为泻法）。

心脾两虚型失眠、心胆气虚型失眠属中医虚证，应采用补法——正捏脊法。并可在心、肝、脾、肾等俞穴以补手法指按之。

【注】长强穴，位于尾骨端与肛门之间；大椎穴，位于人体的颈部下端，第七颈椎棘突下凹陷处。背俞穴，分布于背部正中线（督脉）旁开1.5寸处（约2指宽）。背俞穴与相应脏腑位置的高低基本一致。如肾俞穴位于人体的腰部第二腰椎棘突下，左、右旁开2指宽处。

（四）艾灸百会穴治失眠

《针灸大成》指出"思虑劳伤心脾，灸百会"。灸百会穴具有温养诸脏、安神健脑、镇惊息风等作用。艾灸产生的药力与热力，可温经通络，活血化瘀，改善体质进而促进睡眠的作用。

【取穴】百会、四神聪。

【操作】患者取仰卧位，采用回旋灸法对百会、四神聪穴灸15～30分钟，每日灸1次，每周连灸5次后停两日。

【说明】百会穴，位于头顶两耳尖连线的正中点。四神聪穴，位于百会穴前、后、左、右各开1寸（约1横指）处，因共有四穴，故名四神聪。回旋灸法，又称熨热灸法，是将燃着的艾条在穴区上方作往复回旋移动的一种灸法。艾灸治疗时间以下午或晚上比较好。

（五）艾灸涌泉穴治失眠

《黄帝内经》中说："肾出于涌泉，涌泉者足心也。"灸涌泉穴可滋阴潜阳、宁心安神，有引火归元之妙，具强筋壮骨之功。艾灸产生的药力与热力，可温经通络，活血化瘀，改善体质进而促进睡眠。

【取穴】涌泉穴。

【操作】每晚睡前，用热水泡脚15分钟，然后用点燃的艾条在距离皮肤4厘米处灸涌泉穴，两侧各灸20分钟。每晚1次，长期灸此穴对各型失眠的治疗效果十分显著。

【说明】涌泉穴，位于足底（不含趾）前1／3的凹陷处。

（六）五步推拿法治失眠

采用五步推拿法按摩头部，即开天门→推坎宫→揉太阳→按揉风池→头部扫散法，可以疏通脑部经络，宣导气血，调整脑部功能，进而促进睡眠。具体操作步骤如下：

● 开天门　两手拇指交替从眉心推至前发际。

● 推坎宫　两手拇指分别从眉心同时分推向眉梢。

● 揉太阳　用双手中指罗纹面或双手拇指罗纹面用力按压太阳穴，从下向前再向上向后揉圈。

● 按揉风池　用两手拇指用力分按左、右两风池穴揉圈。

● 头部扫散法　用拇指及其他四指指端，自太阳穴沿头颞部向脑后作弧形单向推动。

上述每一步的操作以2～3分钟为宜，手法尽量柔和，用力均匀、深透，操作至局部皮肤微微潮红更佳。在睡前按摩是治疗失眠的最佳时间，按摩时闭目放松，集中注意力体会操作时的感觉。

（七）参炖猪心，养心治失眠

心脾两虚失眠患者，常见多梦易醒、心悸健忘、神疲乏力、口淡无味，或食后腹胀，不思饮食、面色萎黄等，可用党参、龙眼炖猪心，养心健脾，调补气血。具体做法如下。

【配方】猪心1个，党参30克，龙眼50克。

【用法】龙眼去壳，猪心剖开洗净，将党参夹在猪心中，隔水炖至猪心熟烂。调味后喝汤吃猪心、龙眼。

《证治要诀》记载了另一个猪心调养方：心虚自汗不睡者，用新鲜带血猪心，破开，入人参、当归各二两，（砂锅）煮熟去药食之，不过数服，即愈。

（八）虫草炖水鸭，补肝促入眠

阴虚火旺型失眠常见表现为入睡难，多梦易醒，伴口苦、心情烦躁、大便秘结等。此型失眠者可服用冬虫夏草炖水鸭汤，以滋补肝肾，养心安神。

【配方】水鸭1只，冬虫夏草15克。

【用法】水鸭去毛和内脏，洗净，将冬虫夏草纳入鸭腹中，缝口后放入炖锅中隔水炖熟，调味后喝汤食肉。

（九）柴胡菊花粥，降火睡得香

肝郁化火型失眠患者有以下特点：入睡困难、晨起头痛，胁胀不适，口干口苦；烦躁不宁，多疑多虑，常叹息，易暴怒。可以喝柴胡菊花粥，疏肝火，安神志。

【配方】柴胡、菊花、决明子、冰糖各15克，大米100克。

【用法】将柴胡、菊花、决明子洗净后，用纱布包好，与淘净的大米一道放入砂锅，加清水，用小火煨煮，粥成后再加入冰糖至溶化。每日晚间服食。

（十）陈皮竹沥粥，化痰睡得香

痰热内扰型失眠症多由饮食不节，肠胃受伤，宿食停滞，或肠中有燥屎，酿为痰热，导致胃气不和而失眠。症状表现为心烦难入睡，或入睡后易醒，或乱梦纷纭、胸闷痰多、头重目眩、口苦、嗳气、恶心等。此类失眠的患者，日常可多喝陈皮竹沥粥，以帮助清热化痰、和中安神。

【配方】陈皮、竹沥水各15克，小米50克。

【用法】将陈皮、小米洗净一同入锅煮粥，粥将成时加入竹沥水，搅匀。每日晚间服食。

【说明】将新竹去节劈开，置火上烧之，收集两端滴出之汁，即为竹沥水。

（十一）远志人参粥，镇惊安睡眠

心胆气虚型失眠的主要表现为多梦，睡眠时间少，入睡后易惊醒，心悸气短，胆小怕事，遇事易惊慌失措，或心神不宁、坐卧不安等。远志人参粥具有益气镇惊、安神定志之功效，对于此型失眠患者有较好的助眠效果。

【配方】远志、人参、茯苓各10克，大米50克，冰糖适量。

【用法】远志、人参、茯苓洗净，切碎，用干净纱布包好，与大米一起煮粥，粥熟后加适量冰糖调味。

【效用】养心安神，适用于心神不宁、失眠多梦、痰咳等症。

另外，也可选用枣仁粥。做法如下：炒酸枣仁50克，加清水用文火煎煮25分钟，去药留汁；将酸枣仁汁与大米100克武火合煮20分钟，再用文火煮至稠烂。每日1次。

（十二）失眠的"傻瓜式"疗法

备受失眠困扰，但又没时间或没条件去大医院找名医辨证诊治。此时不妨采用热敷疗法，不管您属于哪一类型的失眠，都可试一试。热敷疗法，可谓是失眠的"傻瓜式"疗法。

【选穴】太阳穴、前额。

【配方】磁石、刺五加各20克，茯神15克，五味子10克。

【用法】先煮磁石30分钟，然后加入其余药物再煎30分钟，去渣取汁（煎煮时别放太多水，500毫升左右即可），将一块洁净的纱布浸泡于药汁中，趁热敷于太阳穴及前额，每晚1次，每次20分钟。7日为1个疗程。此法宁心安神、作用独特，适合各种类型的失眠。

花茶、药枕、泡脚特色疗法治失眠

不像西医以药物治疗、心理辅导为主，中医治疗失眠的特色方法有很多。常见的有汤药方、花草茶，还可以通过中药泡脚、药枕、针灸等方式，帮助睡眠。

中医讲究辨证治疗，无论采用哪种方法，治疗之前都需要辨证分型，对症下药。女性更年期、月经不调所引起的失眠，以疏肝解郁、活血行气的药物治疗为主；虚烦少寐、心悸健忘者，以补养安神为主；焦虑、抑郁者，以疏肝解郁、养肝宁神的治疗为主等。当然，也有一些性质平和、普遍适用的方法，例如养心安神的药物就对各种失眠人群都普遍适用。

尽管中医可采用的特色疗法很多，但其实没有那么神秘。万变不离其宗，归根结底还是得看药性。例如，中医的失眠治疗方法中常用酸枣仁，这种药材有养肝宁心、安神敛汗的功效，可以用来泡花茶、泡脚，也可以用来制作药枕。

1. 酸枣仁蜂蜜茶

【配方】酸枣仁粉、蜂蜜各5克。

【功效】酸枣仁有养肝、宁心、安神、敛汗的功效，常被用来治疗虚烦失眠。据《本草纲目》记载，枣仁"熟用疗胆虚不得眠，烦渴虚汗之症；生用疗胆热好眠，皆足厥阴少阳药也"。将酸枣仁磨粉，每天睡眠服用，有助安眠。这个方子适应大多数人群。另外，蜂蜜有通便作用，酸枣仁除了养心安神，也有一定的通便作用，对老年人失眠，更年期综合征、中风等引起的失眠特别有效。

2. 素馨花玫瑰花茶

【配方】素馨花、玫瑰花各5克，蜂蜜少许。

【功效】素馨花又称"鸡蛋花"，有疏肝解郁、行气止痛的功效；玫瑰花有轻微的活血作用，可以调节月经不调。这个方子适用于肝气郁结、焦虑、抑郁所引起的失眠。特别对工作压力大、生活紧张的"白骨精"（白领、骨干和精英人士）失眠者，或者因慢性病或痛症所引发的失眠，效果较好。对于月经不调所引起的焦躁、烦闷，这个方子也有一定疗效。但要注意，玫瑰花有一定的活血作用，不建议经期女性服用。

3. 烫熨疗法

【功效】熨法是在温法的基础上，将发热的物体在身体表面推熨摩擦，是一种热疗加按摩的复合疗法，具有活血化瘀、疏通经络的卓越疗效。明代医家李时珍所著《本草纲目》中也载有以熨、枕等外治法治疗不寐症的内容。熨法：大豆用新布火炙熨目；枕法：蒸大豆，用新布包枕。

4. 草药泡脚

【配方】素馨花、玫瑰花、酸枣仁、当归、川芎各适量。

【功效】前三味药有养心安神的作用，当归和川芎有活血、改善循环的作用。用这五味药熬煮1小时，睡前用晾凉至45℃的温水泡脚15分钟。中药沐足为中医外治法之一，根据"上病下取"的理论，足三阳、足三阴经脉均起止于足部，并与全身经脉、器官联系密切，足浴治疗作用于脚部，可起到引火归源、调整气血阴阳的作用，从而改善气机不降导致的失眠症状。

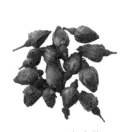
玫瑰花

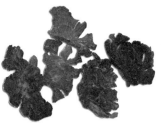
川芎

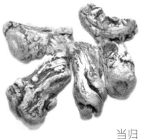
当归

5. 五香药枕

【配方】素馨花、首乌藤、合欢皮、酸枣仁、钩藤各适量。

【功效】首乌藤有镇静催眠、养血安神的功效，合欢皮有解郁和血、宁心安神的功效，钩藤有清热平肝、息风定惊的功效。这五味药是中医治疗失眠的常用药。将这五种中药打碎成粗颗粒，制成药枕，有助眠的作用。此外，这个方子还有轻微的降血压作用。

中医治疗失眠与西医治疗另一个不同观点在于，中医治疗失眠的方法通常有一定的时间要求，以达到更好的治疗效果。

用花草茶治疗失眠，建议在上午或下午服用更佳，而不建议晚上服用。一来晚上睡眠之前喝太多水，尿量增多会影响睡眠；二来有些花草有提神作用，可能会影响睡眠。泡脚则适合在睡前，温水泡脚本身就有活血、促进循环的作用，加入适当的中草药，能够加强功效，安神助眠的作用更好。药枕在晚上睡眠的时段，由于太香的味道容易引起兴奋，因此，在选用药枕的药材时，也要尽量避免太香的物质。

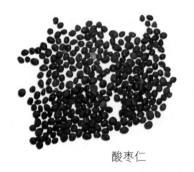

酸枣仁

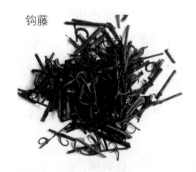

钩藤

中医护眼有良方

邓小姐是一名白领，平日工作需要长时间使用电脑，自从换了智能手机，她更是争分夺秒地看手机，路上看电子书，晚上发微博，一有空便往手机里安装各种游戏和应用。近来邓小姐发觉眼睛疲劳、涩痛，即使晚上休息过后，第二天疲劳感仍不缓解。平日里顾盼生辉的妙目逐渐熬成了迷蒙的双眼，双目无神，"电力"大减。

邓小姐的情况属于视疲劳，常见的症状有视物模糊、眼痛、眼胀、流泪、眼干涩、头痛、眼沉重等。《灵枢·大惑论》提到："五脏六腑之精气，皆上注于目而为之精。"意思是，眼睛之所以能看世界万物，需要五脏六腑精气的濡养。因此，眼与五脏六腑有着不可分割的密切关系。古人说："夜书细字，镂刻博奕伤神，皆伤目之本。"现代人篆刻博弈少了，然而看电视剧、打电脑、玩手机的时间大大增加。长期劳心伤神、休息不足，损耗了脏腑经络的气血，眼睛得不到足够濡养，加上荧光屏、空调、隐形眼镜等外界不良因素损害，就好比邓小姐那台智能手机，程序越装越多，消耗越来越大，却没有及时休息，眼睛"电力"不足，自然就进入疲劳、干涩等"省电状态"，时间长了，会影响周边的器官，甚至会出现眼睑跳动、眼眶疼痛、头痛等症状。

那么，中医有什么护眼良方呢？

首先，要注意用眼卫生，放松身心，按时作息，重视闭目养神，防止疲劳用眼。

其次，经络不断地输送气、血、津液，才能维持眼的视觉功能。通过按摩穴位可以改善眼球周围血液循环，使全身血脉通利而上注濡养于目，缓解眼肌痉挛，增强视神经及眼肌功能，消除疲劳。

（一）按摩护眼

（1）开天门　又称"开天眼"。两手拇指交替从眉心推至前发际。

（2）推坎宫　两手置于额部，拇指分别从眉心同时分推向眉梢。

开天门配合推坎宫，每日1次，每次50遍，有明目、清脑、安神的功效。

（3）揉太阳　太阳穴在眉梢与目外眦之间，向后约一横指的凹陷处。用双手拇指或中指揉按该穴，或从下向前再向上向后划圈，每日1次，每次50遍，可消除疲劳、缓解头痛。

（4）揉风池穴　风池穴位于项部，在枕骨之下，胸锁乳突肌与斜方肌上端之间的凹陷处。循足少阳胆经循经风池穴连于目，故该穴有醒神健脑、抗疲劳的作用，可治疗眼干、眼痛等眼疾。用两手拇指揉按两穴，每日1次，每次50遍。

（5）挤按睛明穴　睛明穴位于目内眦角稍上方凹陷处。顾名思义，睛明穴是可令眼睛明亮清澈之穴。眼干涩时用右手食指和拇指挤按双侧睛明穴数次，可迅速缓解疲劳，改善眼球周围血液循环。

（6）点按光明穴、养老穴　光明穴位于人体的小腿外侧，当外踝尖上5寸（约6指宽度），腓骨前缘。光明穴取其字义，可以疗眼疾，复光明。以手掌面向胸，当尺骨茎突桡侧骨缝凹陷中即为养老穴。简便的取穴方法是：掌心向下，用另一手拇指按在尺骨小头的最高点上，然后掌心转向胸前，当手指滑入的骨缝即是该穴。用拇指用力交替点按这两个穴位，以局部酸胀为度，每日两次，每次30～50遍，可以缓解目痛、目干等症状，对其他眼疾也有辅助治疗作用。

（二）食疗护眼

饮食方面，需少吃辛热、煎炸食物。针对不同的证型，还可以进行食疗护眼。

眼睛干涩微痛、易疲劳、频繁眨眼，兼见口干渴、舌质红、少苔或无苔，脉细数，证属虚火上炎者。枸杞菊花茶：枸杞子、杭菊花各10克，加入茶叶3克，泡水常喝。

眼睛刺痛、视物昏蒙、不能久视，兼见头痛、目眶疼痛，急躁易怒，口苦，舌红苔黄、脉弦数，属肝胆蕴热者。夏枯草决明茶：夏枯草、决明子、菊花各10克，煎汤代茶饮。

眼睛干涩畏光、频频眨眼、视物欠清、兼见腰膝酸软、头晕耳鸣、虚烦多梦，证属肝肾不足者。固肾护眼汤：枸杞子、桑椹子、女贞子各15克，瘦肉100克，煎汤，加入少许食盐调味。

眼睛疲劳、胞睑震跳，兼见视物昏花、头晕目眩、舌质淡红、苔薄白、脉弦细，证属肝血不足、血虚生风者。天麻鱼头汤：天麻10克，大鱼头1个（约500克），瘦肉100克，蜜枣2个，生姜1片，煎汤，加少许食盐调味。

中医治疗眼疲劳方法多样，疗效显著，若症状未能缓解，可至医院进行针灸、梅花针点刺、耳穴帖压、药物熏蒸等治疗。

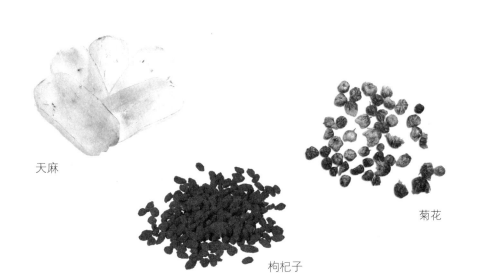

天麻

菊花

枸杞子

过敏性鼻炎

夏日炎炎，又到了开空调的季节了。空调的广泛使用的确解决了酷暑的炎热，但一些问题也随之而来，过敏性鼻炎就是其中之一。很多人反映，一步入空调房就打喷嚏，十几个甚至几十个喷嚏连着打，清鼻涕很多，需要耗费大量的纸巾，还伴随着鼻塞、头痛。起初以为是感冒了，自行服用了些感冒药，当时虽有缓解，但下次进入空调房时又反复发作。这就是过敏性鼻炎的典型症状。

从中医角度讲，过敏性鼻炎在外表现为喷嚏频发、流清涕、鼻塞、头痛等外感风寒表证，在内多责之于肺、脾、肾三脏（一脏或多脏）的虚弱。鼻为肺之窍，当肺气虚寒、卫表不固时，便容易受外邪的侵犯。脾为后天之本，脾气虚弱，清阳不升，同样无力御外。肾主一身之阳，若肾阳虚，温煦失职，则易受寒邪。治疗则宜补肺固表，健脾温肾。

从西医学术上讲，过敏性鼻炎是特应性个体接触致敏原后，由IgE抗体参与的以肥大细胞释放介质（主要是组胺等）为开端的，具有多种免疫活性细胞和细胞因子等共同作用的鼻黏膜慢性炎症反应。过敏体质的人接触致敏原后，出现鼻痒、喷嚏、流涕、鼻塞等炎症，只要接触致敏原，即便某些时段因为致敏原的浓度低而没有出现症状，但是鼻黏膜的炎症状态仍然会持续存在。

过敏性鼻炎可常年发作，但更多发于花粉多、气温突变、接触粉尘及不洁气体的时候。常见的致敏原有螨虫、室尘、真菌、羽毛、棉絮、花粉、动物皮屑、化纤物及一小部分食物。

首先，空调房是个密闭的空间，空气流通不好，房间的角落或杂物堆积的地方容易滋生细菌，滞留尘螨等致敏原。再者，空调的过滤网若没有经常清洗，也是个微生物聚集的好场所，微生物在那生长，再通过使用空调，风将它们带到房间，但因空气流通不好，因此不能及时将它们排散出去，而是滞留在房间中。另外，反复地进出空调房，明显的温度、湿度的差异，对人体也是一种刺激。虽然冷空气并不是致敏原，但它是一种非特异性的刺激物，鼻黏膜感受到这种刺激，会表现出典型过敏性鼻炎的症状。

过敏性鼻炎长期反复发作而得不到有效治疗，容易出现嗅觉失灵、头晕、头痛、记忆力减退、智力下降、注意力不集中等症状，有的甚至会引发哮喘。

（一）治疗手段

通过中药的调理，以发作期治标，可用苍耳子散加减，缓解期以固本为原则，运用一些补肺健脾温肾的药物，如玉屏风散、四君子汤及肾气丸等。配合外用药，比如选用一些芳香通窍的中药滴鼻剂滴鼻。中医中的非药物疗法也是很有效的。可以通过针灸治疗，取迎香、印堂、鼻通、合谷等穴。穴位埋线对于过敏性疾病也有很好的疗效，而且特别适合没有太多时间来医院复诊的患者，因其15天才需治疗1次，一般治疗4～5次即可，穴取肺俞、听宫、足三里（注意消毒要严格，当天治疗部位最好不要碰水）。也可以配合耳穴贴压、穴位敷贴、穴位注射及鼻部按摩治疗。

（二）预防和保健

保持环境的卫生清洁，避免与致敏原接触。锻炼身体，增强抵抗力。空调要定期清洗过滤网，连续使用一段时间后，应打开窗户通风，避免过频地进出空调房。

治感冒，手中没药不必慌

其实，不光是在旅途中人们会遭遇缺医少药的困境，在季节转换的时候，患感冒的人突然多起来，某些地方药店的感冒药也可能出现卖断货的情况。此时如果能自己处理，稍轻的感冒症状完全能被您的"空手道"击退，不"药"而愈。

下面就将常见感冒症状的非药物疗法列举出来，让感冒患者不用药也可以度过难关。

（一）拔罐，祛风解表止咳嗽

感冒后的咳嗽，常伴咽喉发痒、鼻塞流涕。中医认为这是外感风寒、风热之邪，侵袭肺卫，肺气不宣，导致咳嗽。拔火罐具有通经活络、祛风散寒、行气活血的作用，可起到祛风解表、宣肺止咳的功效。

【器具】火罐、镊子、酒精棉球。可根据吸拔部位选取大小适中的玻璃罐，较常用的为3、4、5号火罐，在药店或医疗器械商店均可购买。如一时无法买到火罐，可选用空的玻璃瓶，擦洗干净后使用。但注意要选用罐口平整的，以免操作时损伤肌肤。酒精棉球则可用长纸条代替。

【方法】用镊子夹酒精棉球点燃，或直接点燃长纸条，在罐内绕1~3圈后将火退出，然后迅速将罐扣在相应的部位，使之吸附在皮肤上。

【操作】操作时，需先在所选部位的皮肤或罐口上，涂一层万花油、凡士林等润滑剂（也可用干净食用油代替），再拔火罐。罐吸附在皮肤上后，先沿着脊柱，用右手握住罐子，从颈项部至腰部推着吸附在皮肤上的火罐移动（即走罐）。再沿左、右两侧距离脊柱约3厘米的直线上，推动火罐上下往返。当所拔部位的皮肤红润、充血，甚或瘀血时，先用一手夹住火罐，另一手拇指或食指从罐口旁边按压一下，使气体进入罐内，即可将罐取下。每次走罐3～5分钟，隔天1次。

【注意】拔罐时必须动作迅速，才能使罐吸附有力。切勿将罐口烧热，以免烫伤皮肤。走罐时不可将罐吸拔过紧，可先用起罐的方法将罐内气体放出少许再走罐，否则易损伤皮肤。建议由专业人士进行操作。

（二）按摩，宣肺通窍解鼻塞

鼻塞流涕是感冒的常见症状，多因外感风寒、风热之邪、肺气失宣、上阻清窍而致。采用按摩的方法，可起到疏风宣肺、清利鼻窍的作用。

【操作】两手微握拳，以屈曲的拇指背面，从鼻根部到鼻翼两侧，由上而下搓擦。每日于晨起之时操作10～20次，以局部发红发热为度，搓擦后配合深呼吸5～8次。

【注意】面部皮肤娇嫩，按摩时用力不可太大。因感冒复发慢性鼻炎的患者，如能坚持使用上述按摩方法数月，效果良好。

（三）点穴，通络疏风祛头痛

感冒引起的头痛，中医认为多因风邪上犯清窍、经络阻遏而致。表现为起病较急，头痛连及项背，伴鼻塞声重、恶寒发热等症。使用点穴的方法可疏通经络、行气活血，达到通络止痛的效果。

【选穴】太阳穴，位于眉梢与外眼角之间稍向后的凹陷处；风池穴，位于后项部胸锁乳突肌与斜方肌上端之间的凹陷处。两侧各一穴。此两穴合用可疏经活血、祛风止痛。

【操作】用双手大拇指指腹分别放在双侧太阳穴上，稍加压点按3～5分钟，以局部有较强的酸胀感为度，如酸胀感过重难以忍受可改为轻轻按揉。点按风池穴的方法同上。每日3～5次。

【注意】如点按后数分钟内仍有酸胀感存留，为正常现象。如头痛较剧且逐渐加重，需到医院就诊，查明原因。

（四）放血，清热利咽治喉痛

中医认为咽喉连于肺系，外感风热之邪熏灼肺系可致咽痛。感冒后引发的咽喉肿痛，症见咽喉红肿疼痛，吞咽困难，伴咳嗽、头痛、鼻塞、口渴等症，使用点刺穴位的方法可清泻肺经热邪，能达到消肿止痛的目的。

【操作】点刺穴位为少商穴，位于大拇指桡侧缘指甲角旁。先用另一手拇指在局部由下而上推按，使血液积聚于此处，然后使用碘伏消毒液消毒穴位局部。使用消毒过的针具或一次性针具（针头大小适中），一手持针，对准穴位，刺入1～2毫米深，随即拔针，轻轻挤压针孔周围，使血出少许，然后用棉球或棉签按压针孔。隔日1次，治疗1～3次即可。

【注意】点刺时要严格消毒，防止感染；点刺时用力要轻，不可刺入过深，出血不宜过多，每次以数滴至1～2毫升为宜。体质虚弱及有出血倾向者，不宜使用此法。建议由专业人士进行操作。

（五）刮痧，清泻热邪降体温

感冒引起的发热，症见发热恶寒，伴咽干咽痛、头身疼痛、咳嗽等症，为外感风、寒、暑、湿等邪气，侵犯皮毛肌腠，使肺卫受遏，邪气闭阻而致发热。刮痧疗法可清热解表、解毒祛邪，从而治疗外感发热。

【工具】临床上一般采用特制刮痧板，也可使用瓷汤匙、光滑的铜钱等作为刮痧工具。

【操作】选取部位为距离脊柱两侧约3厘米的两条直线。此处为背俞穴所在，是脏腑之气输注的部位，在此处刮痧可起到调理脏腑气血、宣肺祛邪的作用。操作时，先将所选部位皮肤擦净，用刮痧工具蘸食油或清水，从上而下刮拭脊柱两侧，用力要均匀，刮拭角度为45°～90°。一般刮痧时间为3～5分钟，可出现暗紫色的痧痕。对于一些不出痧或出痧少的患者，不可强求出痧，以患者感到舒服为原则。一般是第一次刮完，等3～5天，痧退后再进行第二次刮治。

【注意】刮痧后，应多饮热水，以助汗退热。刮痧后3小时内不宜洗澡。出痧后1～2天，皮肤可能出现轻度疼痛、发痒，属正常现象。皮肤破损处不宜刮痧，空腹不宜刮痧。此法若无效，如高热不退，需到医院就诊，以免延误病情。

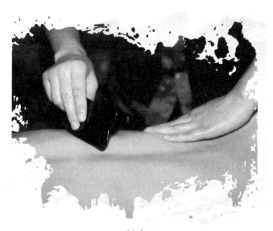

刮痧

慢性便秘怎么治

大便次数减少或粪便干燥难解称为便秘。

便秘有食欲减退、口苦、嗳气、气胀等症状，有时左下腹都有胀压感，下腹痉挛性疼痛。直肠指检可发现干燥的粪块存在。便秘的原因颇多，主要分为结肠便秘与直肠便秘两类：前者因食物残渣在结肠中蠕动缓慢而成便秘；后者因食物残渣在结肠中蠕动正常，但在直肠停留时间较长而成便秘。

排便无力、摄液不足和进食少渣饮食可致便秘，体力活动减少和长期卧床患者、神经功能紊乱及直肠肛门疾患也可并发便秘。另外，服用某些药物也可致便秘。

（一）病因病机

由于素体阳盛，或饮酒过多，或食辛辣香燥之品，或少食菜类，引起阳明热盛，或热病后，余热未清，燥热移于大肠，均可致肠胃积热，耗伤津液，使大便干燥而成便秘。

因忧郁思虑过度，情志不畅，气机郁滞，或久卧久坐，气不下行，疏泄失职，肠道通降失常，糟粕内停而成便秘。

久病或产后，元气未复及年老体弱，气血亏虚，津液受损，气虚则大肠传导无力，阴血亏虚则肠道涩滞，而成便秘。

（二）辨证分型

（1）**热盛便秘** 大便干结，小便短赤，面红心烦，或身热，口干舌燥，腹胀痞满作痛，舌红苔黄燥，脉滑数。

（2）气滞便秘　排便困难，大便干结或不干，口苦，目眩，嗳气频作，胁腹痞闷胀痛，舌苔腻，脉弦。

（3）气血亏虚　大便干结，面色无华，心慌气短，头晕眼花，无力排便，粪便干结如羊屎状，肢倦懒言，舌淡苔少，脉细。

（三）食疗处方

1. 热盛便秘

● 蜜香油汤　蜂蜜50克，麻油25克，开水约1 000毫升。

将蜂蜜放入碗内，用竹筷不停地搅拌，使其起泡，搅至蜂蜜泡浓密时，边搅动边将麻油缓缓地渗入蜂蜜内，共同搅抖均匀。然后将温开水约1 000毫升（约60℃）徐徐加入，再搅匀。搅至开水、麻油、蜂蜜成混合液体状，即可饮用。

● 李仁粥　郁李仁6～15克，粳米30～60克。

先将郁李仁捣烂如泥，加水研磨并绞取药汁，或捣烂后煎取药汁，去渣，加入粳米煮成稀粥。常可食用。

● 明子蜂蜜饮　决明子（炒）10～15克，蜂蜜20～30克。

先将决明子捣碎，加入清水300～400毫升，煎煮10分钟左右，伴入蜂蜜搅匀后即可。每晚1剂，或早晚分服，也可代茶饮。

2. 气滞便秘

● 槟榔粥　槟榔片10～15克，粳米30～60克。

先用槟榔片煎汁，去渣，加入粳米，煮稀粥。每日空腹服1～2次，可常服。

3. 气血亏虚

● 芝麻黄芪蜂蜜糊　黑芝麻60克，黄芪20克，蜂蜜适量。

将芝麻捣烂磨成糊状，煮熟后调蜂蜜，黄芪煎水去渣冲服。

● 麻归杏粥　黑芝麻60克，杏仁30克，大米90克，当归10克，白糖适量。

将黑芝麻、杏仁、大米浸水后磨成糊状煮熟，用当归、白糖煎水调服。

● 桑椹芝麻糕　桑椹30克，黑芝麻60克，麻仁10克，糯米粉700克，白糖30克，粳米粉300克。

　　将黑芝麻放入锅内，用文火炒香。桑椹、麻仁洗净后，放入锅内，加清水适量，用武火烧沸后，转用文火煮20分钟，去渣留汁。糯米粉、粳米粉、白糖放入盆内，加药汁、清水适量，揉成面团，做成糕，在每块糕上撒上黑芝麻，上笼蒸15～20分钟即成。每日1次，作早餐食用。

（四）按语

　　慢性便秘最常见于老年人，日常饮食应多吃瓜果、蔬菜等粗纤维食物。如空心菜、菜心、韭菜、菠菜、雪梨、香蕉、柑橘、橙等。并结合食用五谷杂粮。

　　热秘、阴血虚少的便秘可选食一些润肠通便之品。如植物油类的芝麻油、花生油、菜油，也可以选食芝麻、蜂蜜、核桃、酸奶、豆奶等食物。每天清晨可选饮一些温开水、淡盐水、菜汤、豆浆、果汁等。

　　慢性便秘患者应多参加体育锻炼，选择一些适合自己身体情况的活动项目。多运动可增加胃肠的蠕动功能，帮助食物的消化，有利于大便的通畅。

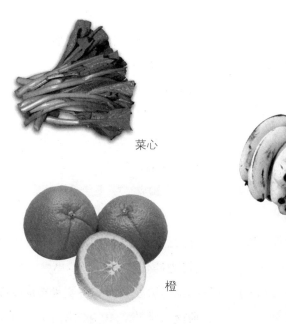

菜心

橙

香蕉

你得了慢性疲劳综合征吗

慢性疲劳综合征（Chronic fatigue syndrome，简称CFS）是指人们经过正常劳动又休息后仍感全身疲惫乏力。其表现为长期疲劳感、精神萎靡不振，甚至出现低热、头痛、咽喉痛、失眠、淋巴结肿痛、关节酸痛等。本病好发于20～50岁，以女性居多，且发病率高。CFS的病因目前尚不明确，长期过度劳累和精神紧张，饮食和营养结构不合理，生活不规律，以及应激造成的神经、内分泌和免疫系统的功能紊乱以及骨骼肌的病理变化等，均与该病的发生有密切关系。

（一）病因病机

（1）气血亏虚型　疲惫乏力日久、耗伤气血，或思虑过度、心脾两伤，均能致气血不足而发病。

（2）气阴两虚型　劳累过度，暗耗心阴，终至气阴两虚而致病。

（3）肝郁气滞型　平素情志抑郁，肝失条达，气机不畅，以致经脉涩滞，故因肝郁气滞而致病。

（二）辨证分型

（1）气血亏虚型　疲乏无力，少气懒言，动则汗出，心悸健忘，头晕头沉，记忆力减退，注意力不集中，失眠多梦，饮食减少，腹胀便溏，面色萎黄；女子可见月经量少或闭经，或月经色淡量多。舌质淡，苔薄白，脉细弱。

（2）气阴两虚型　疲乏无力，头晕目眩，少气懒言，自汗，活动时诸症加剧，手足心热，五心烦热，咽干口渴，唇焦舌燥，干咳少痰，小便短少，大便秘结。

（3）肝郁气滞型　疲乏无力，胸闷憋气，悲伤欲哭，易怒，胸胁、乳房或少腹胀痛；女子可见痛经，月经不调，或咽中梗阻，吞之不下，吐之不出。舌红苔薄白，脉弦。

（三）食疗处方

1. 气血亏虚

● 芪鸡汤　党参20克，黄芪30克，鸡汤800毫升。

将鸡汤煮沸并去表面浮油，放入党参、黄芪再煮20分钟，去渣取汁，每日数次饮用。

● 参莲肉汤　白人参10克，莲子肉10枚，冰糖30克。

白人参、莲子肉放在碗内，加适量清水浸泡后加入冰糖，再将碗置于蒸锅内，隔水蒸炖1小时，喝汤，吃莲子肉。人参可连续使用3次，次日再加莲子肉、冰糖和水适量，如前法蒸炖和服用，到第3次时，可连同人参一起吃。

● 归羊肉羹　当归、黄芪、党参各25克，羊肉500克。

将当归、黄芪、党参装入纱布袋内，扎好口，再将洗净的羊肉适当调味后一起投放锅内，加水适量。用武火烧沸，再用文火煨炖，直至把羊肉煮烂即成。吃肉喝汤，每日两次。

● 灵鸡　人参、灵芝各10克，当归、白术各15克，甘草5克，母鸡1只。

将以上几味药洗净，用布包好；母鸡去毛杂，洗净，将诸药放置于鸡腹中，加入适量调味品。

2. 气阴两虚

● 耳太子参　银耳15克，太子参25克，冰糖适量。

银耳用清水泡开并洗净，太子参洗净研细，与银耳、冰糖同放锅中，加清水适量炖至银耳熟汤稠，食银耳饮汤。

● 西洋参大枣瘦肉汤　西洋参10克，大枣10枚，猪瘦肉50克。

将猪瘦肉洗净、切碎，大枣去核，西洋参切片，加水武火煮20分钟，转文火煮2小时，略加食盐调味服食，可长期服用。

3. 肝郁气滞

● 仁猪肝汤　猪肝150克，党参、当归各10克，酸枣仁15克。

将猪肝洗净切片，将党参、当归、酸枣仁洗净并水煎去渣，再取汁煮沸，放入猪肝，煮至肝片熟后，加适量调味品拌匀。

● 甘鸡　柴胡、甘草、芍药、枳壳各10克，生地15克，母鸡1只。

将以上几味药洗净，用布包好；母鸡去毛杂，洗净，将药包放置于鸡腹中，加入适量调味品煮熟即可。

（四）按语

合理的营养膳食搭配，多吃绿色食品。本病患者宜保证充足的睡眠，睡前可用热水泡脚。积极参加各种体育锻炼，如游泳、散步、太极拳等，以增强身体素质。

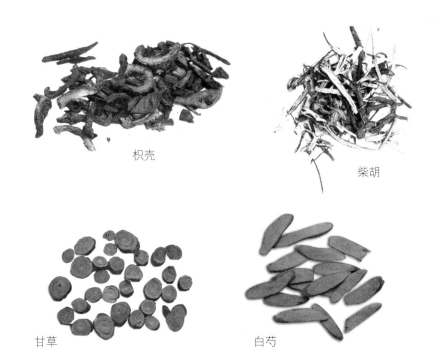

枳壳

柴胡

甘草

白芍

男性不育症的中医食疗

（一）概述

不育症是指育龄夫妇婚后共同生活2年以上，未采取任何避孕措施而未曾受孕者，约占已婚夫妇的10%，过去往往把不育的原因归于女方。近年发现，因为男方原因而引起的不育症占不育总数的1/3以上，而且有逐年增高的趋势。

男性不育症的原因有睾丸机能障碍，生殖道感染如睾丸炎、精囊炎以及前列腺炎，男性功能障碍如阳痿、早泄、遗精以及精液异常如精子总数、精子活动率低于正常，无精症等。

（二）病因病机

男性不育症与肝、脾、肾三脏功能失调有关。

（1）肾气亏虚　房劳过度、早婚或手淫者，可因肾气不固、肾精不藏而导致不育。

（2）气血虚弱　劳倦、思虑太过可伤脾气，素体虚弱，脾失健运，不能运化水谷精微，不能生气化血，阴精不足，也会导致不育。

（3）痰湿内蕴　素体肥胖，或喜食肥甘厚腻之品，或脾气虚弱，不能运化水湿，聚而成痰，痰湿阻遏亦可致不育。

（三）辨证分型

（1）肾气亏虚　结婚后未育，阳痿、遗精或早泄。偏肾阳虚者见面白头晕，腰膝酸软，肢冷恶寒，夜尿多，舌淡苔白，脉沉弱。偏肾阴虚者见面白颧红，咽干燥，五心烦热，手足心热，夜梦多，舌质嫩红少苔，脉细数。

（2）气血虚弱　婚后不育，或阳痿、遗精、早泄。面白唇淡，气短懒言，心悸失眠，困倦乏力，大便溏薄，舌淡，脉细弱。

（3）痰湿内蕴　婚后不育，素体肥胖，平素痰多，胸闷纳呆，大便溏薄，四肢困倦，舌质淡，苔白，脉濡或滑。

（四）食疗处方

1. 肾气亏虚

● 甲鱼补肾汤　甲鱼1只（约1 000克），枸杞子、山药各30克，熟地黄、女贞子各15克，味精、食盐各适量。

将甲鱼先放温水中，使尿尽，宰杀去头、内脏，洗净。将枸杞子、山药、熟地黄、女贞子洗干净，用纱布袋装好扎紧。将药袋与甲鱼放入砂锅，加水适量。先用武火烧开，后以文火慢炖，至甲鱼熟烂时，去药袋，加入味精、盐调味即成。适用于肾阴虚者。

● 龟肉鱼鳔汤　龟肉150克，鱼鳔30克，精盐、味精各适量。

先将龟肉洗干净，切成小块。鱼鳔洗去腥气并切碎。将龟肉、鱼鳔同入砂锅，加水适量，先用武火烧沸，后改文火慢炖，待肉熟后，加入盐、味精调味、饮汤、食龟肉和鱼鳔。适用于肾阴虚者。

● 虾仁韭菜　虾仁30克，韭菜250克，鸡蛋1只，花生油、酱油、芝麻油、淀粉、盐各适量。

将虾仁用温水浸泡约20分钟捞起，韭菜洗净切段，将鸡蛋打破盛于小碗内，搅匀后加入淀粉和芝麻油，调成蛋糊然后放入虾仁拌匀。将炒锅烧热倒入花生油，倒入虾仁翻炒，糊凝后放入韭菜同炒，待熟时调入精盐，淋上酱油即成。适用于肾阳虚者。

2. 气血虚弱

● 黄芪瘦肉汤　猪瘦肉500克，黄芪30克，大枣25枚，当归15克，枸杞子20克，味精、食盐各适量。

将猪瘦肉洗干净，切成小块，黄芪、当归、枸杞子、大枣洗净，与猪瘦肉同放入砂锅内，加水适量，先以武火烧沸，后用文火慢炖，至肉熟烂时，加入味精、盐调味即成。

● **参鳝鱼羹** 当归、党参各15克，鳝鱼肉500克，清汤料酒、酱油、姜、葱、味精、盐各适量。

将鳝鱼肉洗干净切成细丝，当归、党参切成薄片并用纱布袋装好，姜、葱洗净切碎。将砂锅置武火上，放入鳝鱼肉、药袋、清汤、料酒、盐、姜、葱烧沸，改用文火熬熟，捞出药袋，调入味精即成。

● **参杞粥** 人参3~5克（或党参15~20克），枸杞子15克，大枣5~10枚，粳米100克，红糖适量。

将人参切碎，枸杞子、大枣洗净，与粳米同入砂锅，加清水适量，以文火煮粥，待粥将熟时，加入红糖，搅匀稍煮片刻即可。每日早晚温热服食。

3. 痰湿内蕴

● **八宝粥** 芡实、山药、茯苓、莲肉、薏苡仁、白扁豆、党参、白术各6克，大米150克。

将党参、白术用布包好，与芡实、山药、茯苓、莲肉、薏苡仁、白扁豆一起入锅中，加适量清水，煎煮后去药包，再加入淘净的大米，煮成稀粥，分餐食用。

● **柚子炖鸡** 柚子1个，雄鸡1只。

将柚子去皮留肉，雄鸡去毛及内脏后洗净，将柚子切块放入鸡腹内，隔水炖熟，喝汤吃鸡。

● **半夏山药粥** 山药30克，半夏30克，白糖适量。

将山药晒干研末，将半夏洗净加适量清水煮，去渣取汁，调入山药末，再煮数沸，酌加白糖和匀，空腹食。

（五）按语

男性不育症原因十分复杂。当未能查出不育的原因时，最好夫妻一同就诊。若男方有阳痿、早泄、遗精或精液异常等病症，可参照有关病种选择食疗方。若不育由生殖道的慢性炎症引起，要积极至正规医院就诊。患了不育症应保持身心舒畅，夫妻之间互相谅解，并适当节制房事，特别是有生殖道炎症者，应尽量减少性活动以减少盆腔充血，有利于炎症的消退。

肾气虚弱、气血不足患者可选食补益气血、益肾填精食物及药物，如糯米、花生、牛肉、羊肉、牛肾、羊肾、猪肾、鸡肉、黄鳝、泥鳅、墨鱼、鱼鳔、龟肉、鳖肉、黄芪、党参、当归、何首乌、枸杞子、杜仲等；忌食辛辣、煎炒之品。痰湿内蕴者可选食健脾化湿之品，如赤小豆、薏苡仁、扁豆、茯苓、半夏、藿香、茉莉花等；忌食生冷、甜腻、不易消化的食物，亦不宜饮酒。

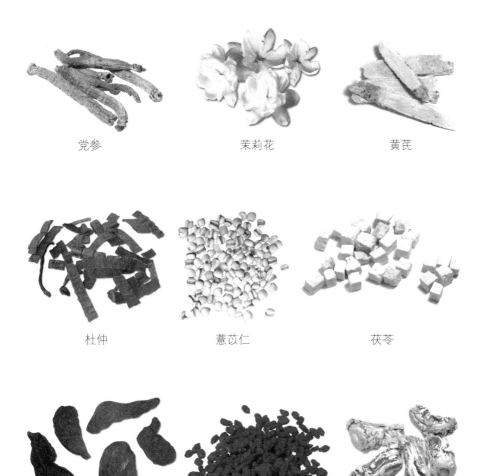

党参　　　　　　　茉莉花　　　　　　　黄芪

杜仲　　　　　　　薏苡仁　　　　　　　茯苓

何首乌　　　　　　枸杞子　　　　　　　当归

蜜蜂也可治疗关节痛

张女士是四川一家杂志社的副主编，正当中年大展雄才之际，不料前几年得了类风湿关节炎，手足关节经常疼痛难忍，行动也不方便，非常苦恼，有时连用笔写字都有些困难。每次发病为了节省时间，不影响编辑工作，在当地医院就诊，经常用中药治疗，严重时用激素才能控制病情。可今年初发病连续两个多月，平时服的药一点也不起作用，连起床都困难。后来一朋友建议她到医院针灸科做蜂针治疗，她决定来试一试。采用蜂针治疗一个疗程后，关节疼痛明显减轻；坚持治疗两个月后，张女士基本上能像正常人一样生活，能自行走动。第二个疗程结束后，基本恢复到病前的状态，能够正常工作，而且精神饱满，连续走路两小时也没有任何困难。

蜂针对各种关节痛都有疗效，对类风湿性关节炎疗效最好，部分类风湿性关节炎患者在服药治疗后，疼痛等症状不能得到有效控制时，配合蜂针治疗，每每能收到较好疗效。对类风湿性关节炎缓解期进行蜂针治疗，可有效地预防关节炎反复发作。另外，蜂针对强直性脊柱炎、风湿性关节炎、退行性关节炎、产后风湿病、腰椎间盘突出症等引起的疼痛和颈项强痛等病症也有较好的效果。

广州中医药大学第一附属医院蜂针研究室的研究结果表明，蜂针疗法的作用机理，一方面是蜂的尾刺刺入穴位后能起到疏通经络、行气活血、消肿止痛的作用，与针灸的作用机制相同；另一方面，蜂刺能将蜂针液输入人体内，蜂针液含有数十种化学物质，如酸类、多肽类等，能作用于人体神经、内分泌系统及免疫系统，起到抗炎、止痛、抗风湿等作用，并且能增强人体免疫力。通过针刺经络穴位和蜂液的共同作用，从而控制、减轻炎症反应所引起的症状。

　　蜂针治疗最好在医院进行，千万不要自行抓蜜蜂在家里治疗，因为部分患者可能会有一些过敏反应，如发热、荨麻疹，甚至出现过敏性休克。所以蜂针治疗一定要由有经验的医生施行，要严格控制蜂量，先做过敏试验，并且掌握各种风湿病的病情，了解疾病的发展变化，根据患者体质，正确使用蜂针疗法，尽可能避免过敏反应的出现。此外，在过于疲劳、饥饿等状况下，也不宜实行蜂针治疗。如果不了解蜂针的特性，不懂得疾病的状况，贸然使用蜂针治疗，就可能会出现严重的过敏反应。

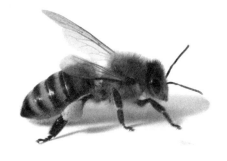

蜂针疗法注意事项

1. 注意治疗的时间与部位

初期及未过反应期的患者，宜用少量蜂针；已度过反应期的患者，蜂针用量不可过大。同时要注意蜂针治疗的部位，在头面部穴以少刺为佳；初期反应期间，以肌肉丰富处及四肢伸侧面为佳。

2. 严格控制使用的蜂针量

蜂针量不应该贪多求快，人体的耐受性是有一定限度的，并不是蜂针量越多，病就越容易好。蜂量过大，可影响机体的免疫功能，超过机体的解毒能力，易出现过敏反应。

3. 防止不良反应产生

对于接受蜂针疗法的患者，治疗前要消除其紧张。对过饥、过疲、大汗、重病体虚、大失血、血糖低等情况的患者，要防止晕针等不良反应。如遇瘙痒，不应用手去抓挠，以免损伤皮肤，造成感染。为避免过敏反应的发生，在初期的反应期内，应在蜂针治疗后让患者在蜂疗室内留观30分钟，如出现反应可即时对症处理。

4. 严重过敏患者应即时送医院处理

如遇到严重的蜂针过敏者，除就地急救外，应立即送医院进行救治，要遵医嘱，以免贻误病情。

5. 正确对待过敏反应，坚持治疗，取得疗效

医生应该尽量避免初期的过敏反应，尤其是严重的反应；同时，让患者意识到这些反应只是暂时的，坚持治疗，

反应就会减弱，甚至消失。对一些顽固性疾病，更不是一朝一夕就能治愈的，而要经过较长的时期，才可见明显效果。

总之，只要临床上严格遵守蜂针疗法的操作规程，使用蜂针疗法是比较安全的。

蜂针疗法以蜜蜂作为治疗工具，通过蜂类独特的螫刺器官针刺人体经络或穴位，从而达到防治疾病的一种治疗方法。蜂针疗法是针、药、灸相互结合的复合型刺灸法。

首先，蜂针具有针刺的作用。蜜蜂尾部的螫刺针靠近人体的皮肤后便迅速刺入，联通螫刺针的分泌腺便会立即注入蜂毒以此击退入侵者。螫刺针虽然细小，但固定在皮肤上形成针刺作用。

其次，蜂针还有"药"的作用。蜂毒味苦，且有芳香。药理研究证明，蜂毒中含有多种复杂的活性物质，其中包括蜂毒肽、多巴胺、透明质酸酶、组织胺等。多种物质共同形成蜂针疗法中"药"的部分。

最后，螫刺造成的皮肤灼热感可以产生"灸"的效果。被刺部位下的毛细血管迅速扩张，肤温升高，微循环血流加速而出现局部的红、肿、热表现。可调节经络气血，祛除邪气、强壮筋骨。

敲胆经能减肥吗

（一）网络传言：敲胆经2周变筷子腿

"敲胆经可减肥！"这个在网络上广为流传的说法让很多视瘦为美的女孩子们十分振奋。具体的操作是：坐在床上伸直双腿，或者把脚放在一个小凳子上，用拳头去捶大腿两侧。从大腿外侧根部开始一直敲到膝盖，敲50组（从屁股侧面到膝盖处，敲一遍算一组）。

类似的敲胆经详细"指南"比比皆是，强调的是"运用中医经络减肥的原理""促进胆汁分泌，从而达到减肥的效果"。"指南"称，对针灸穴位不太了解的人无须苛求，既不用讲究穴位正确与否，也不用讲究是否完全沿着经络线路，只要在大腿外侧胆经的通道上敲就"不会白敲"，一定会有作用。

胆经是什么？天天敲到底能不能减肥？深究起来，可能谁都说不清楚，但觉得不管有没有用，这种方法应该很安全。不过，也有人腿部敲出了瘀血，认为是把瘀积在胆经的毒素或是瘀血排出体外，从而达到疏通经脉的目的，自我感觉良好。

那么，敲胆经到底能不能减肥？中医经络理论并不支持敲胆经减肥这一说，想通过这种方法来减肥不靠谱。虽然临床上运用经络的理论指导减肥是有一定效果，也得到越来越多爱美人士的推崇，但民间不少冠以经络理论的减肥方法，在操作上又牵强附会，没有合理依据，有偷换中医传统概念之嫌。

（二）敲胆经减肥不靠谱

从中医经络学的角度来看，经络"内联脏腑，外络肢节"，内脏的疾病可以在相关的经络和穴位上表现出来。刺激经络及经络上的穴位可以治疗经络及相关内脏的疾病，简称"经穴疗法"。临床上通过针刺、艾灸、拔火罐、推拿按摩有关的经络及穴位，可以达到治疗疾病的目的。理论上，敲打胆经及环跳、风市、中渎、膝阳关等穴位，也可以治疗与胆经相关的症状与疾病。

胆经是足少阳胆经的简称，是人体十二经脉之一。足少阳从头走足，经过躯干的侧面、下肢的外侧。中医经络学认为这条经脉与胆有联系，而胆又和肝相表里，主治的疾病包括头部五官、胸胁部、下肢外侧的疼痛麻木等，也有助于治疗口苦、疟疾、眩晕、发热等症状。

敲打本身就是对穴位的一种刺激方法，但是敲击胆经及其穴位并没有减肥的作用。想通过这种方式来减肥，不靠谱！经络理论并不支持"敲胆经减肥"这一说法。其实，肥胖的机理多与胃经、脾经、三焦经等有关，辨证论治有脾虚、胃热、寒湿、气血不足等不同。所以，治疗肥胖症必须辨证，然后选取不同的经穴治疗。

经络和穴位治疗疾病是中医传统的有效方法，但要系统、准确地运用相关的理论，并操作得当才行。

像敲胆经之类的"时尚减肥法"，就是套用了中医"经穴治疗"的概念，说出来一套套、头头是道，很多人分辨不清真假，因此容易轻信。想通过经穴来治疗疾病，需要做严格的辨证和辨经，但实际上，不仅大多数普通人不懂中医经络理论，即便一些稍懂得中医经络的人，对于不同人的证型也未必能辨得清，又谈何做到有效治疗？

（三）特别提醒：经穴治疗需懂辨证辨经，操作不当效果大打折扣

通过刺激经络和穴位的方法来帮助减肥，涉及的相关经络也不只胆经，还可能需要刺激胃经、脾经、三焦经等相关经络及其穴位。而不同的人肥胖的证型也很多。比如：平时胃火偏盛的肥胖者，表现为胃口好，容易消化，口苦，舌红苔黄，可以取胃经上的穴位以清胃火；脾气虚弱的肥

胖者，表现为虚胖，皮肤苍白，懒言少动，舌淡苔白，可以取脾经上的穴位以健脾益气。这些都是有针对性的经穴减肥方法。如果辨不清证型、选不对经穴，只是一味敲胆经，效果可想而知。

即使辨清了证型、选对了经穴，采取针刺、敲击或是其他刺激方法，操作不当，也会影响效果。比如，针刺需掌握一定的深度与角度，推拿按摩需掌握一定的力度，不然的话，太重会引起局部损伤，太轻则起不到治疗作用。

而在敲击穴位时，一般不应该敲打到局部皮下有瘀血的程度。同时，虽然中医有对一些瘀血阻络、经脉不通的病症采用放血的办法来治疗（如刺络拔罐、点刺出血都属于这种方法），但是对肥胖症并不需要用这种办法来治疗，敲打至皮下出血更是没有必要。建议需要减肥的人到正规的医院，在具备专业知识的医生指导下接受治疗，以确保安全有效。

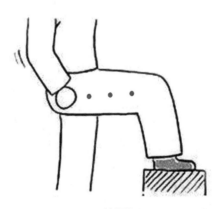

拍胆经

穴位埋线治疗肥胖

美容一直是人们关心又热衷讨论的话题，伴随网络将知识和信息透明化，穴位埋线一度成为人们乐此不疲的美容手段。下面提供一个穴位埋线减肥案例，以飨读者。

王某是一位38岁的已婚女性，是公司的白领精英，平日里应酬是必不可少的，外加工作繁忙，作息时间难得合理。2006年夏天来到医院门诊初诊，自诉形体肥胖已经12年余。患者腰腹部脂肪堆积明显，月经正常。同时觉得口干、胃胀，大便秘结，小便黄。自行运动锻炼并服食药物减肥均未见成效，现要求针灸减肥。王女士身高157厘米，体重69千克，腹围84.5厘米。查其舌苔脉象，觉得痰湿偏重、内有热象。抽血结果表明血糖以及血脂指标都不尽如人意。当时诊断其为肥胖症，证属典型的胃肠腑热。在门诊予以埋线和针刺结合治疗，埋线穴位选择天枢、中脘、关元、大肠俞（均双侧）等穴位，每周埋线1次，并结合3次针刺治疗。治疗期间嘱咐患者禁食辛辣刺激的食物，尽量少食肥甘厚味以通畅大便。约4周为1个疗程。1个疗程后，患者体重下降2千克，进食减少，腹部较治疗前平坦，腹胀减轻。2个疗程后，体重下降6千克，腹胀、便秘症状明显改善。3个疗程后，体重下降8千克，腹围减至68.5厘米，比治疗前缩减了16厘米，治疗效果明显。腹部因脂肪堆积形成的膨隆赘肉已基本消失，精神面貌焕然一新。复诊时王女士自诉神清气爽，不用担心腹胀、便秘等尴尬的问题。抽血复查结果显示其血糖和血脂也基本达标。随访1年，患者自觉身轻体健，体重无反弹。

本例是埋线结合针刺应用疗效卓著的例子之一。穴位埋线临床上由过去的单纯治疗疾病发展到现代预防、保健、美容及治疗等诸多方面。目前穴位埋线临床上主要用于治疗痤疮、肥胖、疲劳综合征、更年期综合征、抑郁、癫痫等疾病，尤其是在治疗肥胖及痤疮方面疗效显著。

埋线疗法古书未见记载，此法源于20世纪60年代中期，由于其材料来源较易，方法简便，副作用少，成为针灸疗法的一个独立分支，并随着针灸疗法的发展而逐渐得到推广和普及。穴位埋线是在传统针具和针法基础上建立和发展起来的，顾名思义，就是利用特定针具将羊肠线植入相关穴位的一种疗法。同时囊括了针具刺激的针刺效应，埋植时渗血所起的刺血效应、羊肠线在体内吸收时产生的组织疗法效应和相应的穴位效应，从而达到治疗目的，是一种良性的持续刺激作用。同时也充分体现了《黄帝内经》中"深纳而久留之，以治顽疾"的治疗思想。

简单地说，埋植后的羊肠线在体内软化、分解、液化和吸收的过程，对穴位产生的生理、物理及生物化学刺激可长达2周或更长时间，其刺激感应维持时间是任何针刺方法所不能比拟的。羊肠线在人体内先是物理刺激，再是生物和化学刺激，配合穴位本身的功效，起到了"双管齐下"的作用。而且穴位埋线操作简单、安全有效、较为经济、无西药的毒副作用，也无口服中药繁琐性，相对针刺而言，埋线操作次数少，刺激强度大，具有独特的临床实用价值，也弥补了单纯针刺作用时间短、易复发及就诊次数多等缺点。

其操作过程也较为容易，充分保证了其安全性，具体过程如下：穴位常规消毒，按穴位深浅选取不同长度羊肠线：3-0铬制医用羊肠线，按无菌操作方法剪成1～2厘米线段，浸泡于95%酒精中备用，使用7号注射针头将羊肠线推入穴位，腹部穴位直刺达肌层，背部穴位斜向脊柱方向，羊肠线不得露出皮肤。出针后用消毒干棉球压盖针孔，针孔处敷盖消毒纱布或创可贴。局部留有的针孔因为细小也不会影响美观，被越来越多的患者接受。

但是，埋线疗法毕竟是将异物植入体内，少数人可能会产生不良反应，若出现严重不适，或出现感染、发热、异常分泌物等情况，应及时去正规医院进行医治和处理。此外，5岁以下儿童患者、容易晕针者、严重心脏病患者、妇女有习惯性流产者及孕妇应当禁用，还有月经期的妇女也应当在医生指导下进行治疗。患者接受埋线治疗后，医生同时会要求其注意休息，局部不要沾污水，如若夏季应每天更换敷料。禁食辛辣刺激的食物和一些发物，如牛羊肉和鹅肉等，多吃点蔬菜瓜果，因为会有极少数患者由于饮食的原因而出现局部红肿甚至化脓的情况。

　　总而言之，埋线疗法从某种意义上延长了针刺的刺激作用，对于一部分慢性病彰显出了其独特的优势。

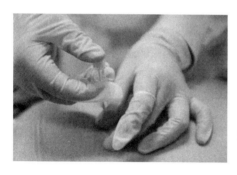

穴位埋线

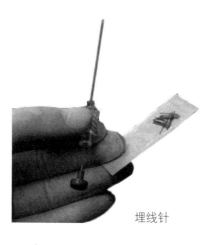

埋线针

痘痘防治小知识

青春痘是毛囊皮脂腺的一种慢性炎症，主要与激素水平、皮脂分泌过多、毛囊皮脂腺导管角化异常、痤疮丙酸杆菌及遗传因素有关。其诱发的因素较多，如学习、工作紧张，压力大，或不良情绪刺激，睡眠不足，或过食高脂肪、高糖、辛辣食物都可诱发或加重青春痘症状。

正确地对青春痘进行中医辨证，运用饮食调理和其他针对性的治疗，往往可以收到比较满意的效果。

年轻人血气旺盛，且多属"夜猫子"，喜欢熬夜，喜爱吃煎炒香脆食物，因此所长的痘痘多属热证。表现为痘痘颜色较红，或连成片，长在两侧颊部、额头较多，局部又痒又痛，用手挤压后易感染化脓。

这一类型的痘痘以清热凉血解毒为主。可以选用以下方法：

● 蜜糖冲绿茶　蜜糖2匙，绿茶少许。用热开水冲泡后待凉再饮用，每天2次。此方法尤其适合大便经常干结者和希望减重者，血脂和胆固醇偏高者也可常饮用。

● 乌龟炖土茯苓　乌龟1只（约500克），土茯苓100克，生地10克，猪瘦肉50克。将乌龟用开水烫死后去除内脏和油脂，与土茯苓、生地和猪瘦肉同煮，猛火煮沸后再用小火煮1小时，隔水炖更佳，加少许盐调味即可食用。

● 耳尖或耳背放血　用75%酒精在耳尖或耳背常规消毒，如遇天气寒冷可在局部用手指轻搓，使局部皮下血管充盈，用

5号注射器刺数下后挤出血液数滴，每周两次。此方法适合热证较明显或痘痘局部有感染，红肿明显者。建议由专业人士进行操作。

长痘痘是个慢性的持续过程，注意调护得好，可在较短时间内得到控制，不然就会反复发作，此起彼伏。在这个漫长的过程中，热证就不甚明显了，中医可辨证为气血不和，调理方法就不能太寒太热，用调和气血、滋润养颜的饮食方子就可以了。

● 燕窝炖冰糖　燕窝一盏，清水浸泡约4小时，捞起除去燕毛等杂质，用手指轻轻撕开，放置于炖盅中，放少许冰糖，加约250毫升开水，置于铁锅中隔水炖1小时，取出即可食用，每周1~2次。

● 大枣黑豆瘦肉汤　大枣30克，黑豆、猪瘦肉各50克。同煮喝汤，体质虚弱的人群适合服用。黑豆、大枣价廉有效，如能长期服用大枣黑豆瘦肉汤，也不失为一实用有效的美容方法。

连续长痘，此起彼伏，日久局部形成硬结，颜色变黑怎么办？可试用针灸的办法，电针或火针都适合应用，最好找专业人士来处理，而且要经过严格消毒，以防感染。

祛痘美容的方法多种多样，有药物内服的、外洗的、食疗的。可有的痘痘就是顽固难治，这就要找找原因，只有去除诱因，才能起到"治本"的作用。

痘痘常见的诱因，首先是不良的情绪刺激，如学习紧张、工作压力大、情绪低落、失眠都可影响内分泌。欲去痘，必首先设法去除诱因，调适自己的情绪，保持乐观阳光的心态。其次是起居饮食的因素，作息要有规律，尽量不熬夜，保证足够睡眠时间，少食辛辣刺激、煎炸浓味肥腻食物，痘痘感染发炎时，忌食牛肉、鸭、鹅等。长期的慢性肠胃病、慢性便秘也是长痘的诱因，治疗好肠胃病，解决了慢性便秘，痘痘也会不治自愈。

你身边的保健医生

面部自我按摩美容法

追求美是人的本能，也是人类进化的产物，早在我国商周、春秋战国，再到唐、宋、明、清时期都有详细论述经络、卫气营血与美容的关系，还有具体的内服中药、针灸、穴位按摩、外洗等多种美容方法的记载。如《黄帝内经》记载"卫气者，所以温分肉，充皮肤，肥腠理。司开阖者也……"《千金翼方》卷十二记载"清旦初以左右手手摩交耳，从头上挽两耳又引发，则面气通流"，《备急千金要方》记载"冲，主面尘黑""天突、天窗，主面皮热"。

今天人们对美的认识不断提高，对自己的要求也越来越高。面部美容也成为人们关注的焦点，很多隆鼻、漂唇的整形的美容广告贴满了大街小巷，如何才能寻求一种适合自己的方法呢？为什么高科技发展的今天按摩美容仍受人们的青睐呢？让我们揭开医学按摩美容的面纱。

（一）面部生理解剖

面部肌肉由眼轮匝肌、口周围肌、鼻肌、咀嚼肌等组成。虽然面部肌肉有各自的功能，但并非孤立存在，这些肌群纵横交错、深浅重叠、互相联系、相互影响，在活动中始终保持伸缩有序、相互协调的作用。

（二）皱纹产生的机理

我们知道皮肤由表皮、真皮、皮下组织三层组成，随着年龄增长、血液循环减少，真皮层缺血、缺氧，使胶原纤维蛋白、弹力纤维蛋白生成减少，纤维退化、变硬，脂肪代谢失调，肌肉弹性减弱，面部组织的整体结构受到影响，出现皱纹、袋状改变、皮肤松弛。其中以眼角纹、睑袋、嘴角下垂最为多见。

● 眼角纹　由于眼轮匝肌、颞肌、颧肌弹性减弱，这些肌肉在收缩时皱褶角度变小，回缩时又不能及时复原，如此反复逐渐在收缩部位形成许多皱褶线，真皮层由于受这些肌肉收缩时的牵拉，在皮肤表面形成皱纹。

● 睑袋　主要是眼轮匝肌血液循环减少，脂肪代谢受阻，造成眼睑下垂，眶隔脂肪膨出。

● 嘴角下垂　由于提上唇鼻翼肌、提上唇肌、颧肌弹性减弱，鼻唇沟旁脂肪增厚形成隆起，鼻唇沟变深，由于颊肌、咬肌、口轮匝肌、笑肌、降口角肌、降下唇肌弹性减弱，脂肪沉积，嘴角外有袋状下垂。

（三）经络气血与面部关系

经络广布于人体，是运行全身气血、联络脏腑肢节、沟通上下内外的通路并维持人体正常生理活动的精微物质运送。头面为诸阳之会，手三阳经（手阳明大肠经、手太阳三焦经，手少阳小肠经）止于头面部，而足三阳经（足阳明胃经、足太阳膀胱经，足少阳胆经）起始于头面部，两者都循行于头面部，且在"目内眦""目锐眦""安页中""耳后"等处交汇。只有经络保持通畅，气血运行无阻，才能拥有健康的体魄和滋润的肌肤。

（四）穴位按摩机理

（1）中医机理　穴位按摩主要是通过点、按、揉、拍、摩等多种手法作用于头面部的穴位，具有平衡阴阳、疏通经络、调和气血的功效，达到消除疲劳、营养肌肤、美化容颜的作用。

（2）西医机理　大量临床实践证明，按摩面部可促使面部皮肤的毛细血管扩张，改善血液循环，去除衰老萎缩的上皮细胞，增强汗腺的功能，增加肌肉的血液循环，促进肌肉的营养吸收，消除肌肉的疲劳，提高肌肉的韧性，从而达到增强皮肤的光泽、维持皮肤的弹性、减少面部皱纹的效果。

（五）按摩方法

1. 额部穴位按摩

双手中指与无名指点按两眉中间的印堂穴10秒，然后向上向外沿上额打小圈至眉上1寸处的阳白穴点压10秒，再至额角的头维穴点压10秒，再点压印堂穴10秒，经额上头顶点压至百会穴（两耳间连线的中点）点压10秒，最后以整个手掌由内向外、由下向上先摩后拍额部2分钟。

此方法可以增进额部血液循环，消除额部皱纹及紧张感。

2. 眼部穴位按摩

以中指依次点按睛明、太阳、承泣穴各10秒，然后以双手无名指及中指以睛明穴为起点由内向外、由上向下轻摩整个眼周5遍，最后轻弹眼袋处3分钟。

此方法可以消除眼袋、黑眼圈，增进眼部血液循环，舒缓眼部，消除眼部肌肉的疲劳，活跃眼部皮肤的细胞，消除眼外角鱼尾纹。

3. 鼻部穴位按摩

在迎香穴点按10秒，向上轻揉至睛明穴10秒，如此上下滑动轻揉1分钟，最后停留在迎香穴，点按10秒。两手五指交叉，左右拇指交替从上往下摩鼻梁1分钟。

此方法可以增加鼻部肌肤弹性，消除鼻旁多余脂肪，使鼻头挺立。

4. 唇部穴位按摩

以中指、无名指点按人中、地仓、承浆穴各10秒，然后以中指、无名指、小指并拢由内向外、由下向上按穴位所在肌肤，最后以无名指轻摩口周。

5. 耳部穴位按摩

先双手拇指及食指并拢点按眼部（耳垂的正中点），然后由耳垂向上轻揉整个耳郭，最后以食指插入双侧耳孔，上拔5次。

在整个按摩过程中力量适中，以舒适为度，点按穴位时以酸胀感为度，最后使整个面部微微发热，手法宜轻柔，切忌大力按摩损伤皮肤，以免引起皮下出血或者真皮纤维断裂。

击退黄褐斑，中医有妙招

当黄褐斑不请自来，悄悄地爬上了您的脸颊，降低了您的"美丽系数"，您该如何奋起反击呢？

（一）中药：调整肝、脾、肾功能

年轻的小路近来烦心事一大堆，导致食欲不佳、四肢无力，月经周期也开始变得不规则，面颊还出现难看的黄褐斑，让小路忍无可忍。她使用了多种祛斑膏、祛斑精华液对黄褐斑发起总攻。一开始，斑似乎是有些淡化了，还没来得及高兴，斑反而变得越来越重了，大有"星火燎原"之势，皮肤也经常发红。小路异常沮丧，向朋友们诉苦："唉！祛斑不成反而毁容，难道黄褐斑要伴随我的一生！"

一些号称能"快速祛斑"的化妆品往往含有漂白成分，虽能在短时间内淡化色斑，但皮肤细胞可能会受到漂白成分的破坏，角质层变薄，黑色素沉积，再经日晒就会引起皮肤过敏、发红。所以祛斑切忌急于求成，滥用药物及化妆品。小路就因滥用化妆品，使病情加重。

中医治疗黄褐斑，是从调整肝、脾、肾三脏功能入手，进行辨证论治，以祛除病因、消散瘀滞、祛斑美容为目标。小路食欲下降、四肢无力、月经不调，在中医属于脾气亏虚。这一证型的患者，可见斑色灰褐，伴随食欲下降、胸闷、疲乏无力、肢体困重、月经不调、闭经等症。可在中医师的指导下，口服中成药补中益气丸。其他如辨证属肝气郁结者，伴有心烦易怒、两胁胀痛、嗳气、失眠、经前乳房胀痛等症，可口服中成药逍遥丸；属肾水不足者，伴有面色晦暗、头晕耳鸣、脱发、腰酸腿软、失眠多梦、月经量少，可口服中成药六味地黄丸。服药的同时，要缓解工作生活压力，放松心情，做好生活及饮食的调理。

（二）针灸：刺、贴、拔罐总相宜

孩子出生后，阿霞事事亲为，忙得团团转。孩子的哭闹和产后的不适，使她心情越来越紧张、烦躁。在忙碌和烦恼中度过了半年多，阿霞发现怀孕时面部长出的黄褐斑一直都未见消退，失眠、乳房胀痛也不知不觉缠上了她。由于尚在哺乳，她非常排斥祛斑护肤品及各种药物疗法。

妊娠妇女常出现黄褐斑，但大多数人在分娩后色素沉着减少甚至消失，分娩后长期未见消退的黄褐斑需要积极治疗。对于那些不愿使用祛斑护肤品及药物的人士，可以采用针灸祛斑。针灸疗法可通过疏通经络、调和气血，达到祛除黄褐斑的目的，疗效确切、安全可靠。针灸祛斑方法众多，包括针刺、艾灸、耳穴贴压、梅花针叩刺、刺络拔罐、穴位注射法等。爱美人士可根据中医辨证，选取不同方法或多种方法组合及不同的穴位、经络进行治疗。如上文阿霞的情况就可以选用针刺配合耳穴贴压进行治疗。

（三）药膳，搭配面膜最养颜

"如今的虚假祛斑广告及产品真是太多了！"余丽见到谁都会诉苦——她因选择劣质的祛斑产品而造成皮肤过敏，这让她不再相信任何祛斑商品。听说在家自制中药面膜，配合食疗，可以有效减轻黄褐斑，这下她心动了，急切地向医生请教具体的制作方法。

中药面膜和食疗方法祛斑安全可靠，又适合在家自己操作，可谓价廉物美。从中医理论上讲，黄褐斑虽然出现在面部皮肤，其实质却为脏腑、阴阳、气血失调而表现于外的一种信号，故应内外兼治。养颜药膳和中药面膜结合起来，就能起到标本同治的效果。

下面介绍几种面膜和药膳的制作方法，供大家参考：

● **复方杏仁面膜** 当归120克，川芎、白僵蚕各80克，白芷120克，共研为细末，置于阴凉干燥的容器内备用。选取生苦杏仁30克，加纯净水100毫升，浸泡6小时，去皮后捣烂成膏状，然后加生鸡蛋清一个，调匀即杏仁膏。临用前取上述细末10克加入杏仁膏中调匀，即成复方杏仁面膜。

用软毛刷将复方杏仁面膜按顺序涂抹于面部（注意避开眉毛、眼睛及唇部，以免粘住），温湿毛巾外敷，保留30分钟后揭去面膜；温水洁面，每周2次，6周为1个疗程。此方养血活血、祛黑润肤，从而起到消除及减轻黄褐斑的作用。

● **紫草洗方** 紫草30克，白芷、赤芍、茜草、丝瓜络、南红花、苏木、厚朴、木通各15克，水煎沸15～20分钟。取小毛巾浸入药液，温度、湿度适中后敷于患处，约30分钟后除去，洗净面部即可，每日1次，10次为1个疗程。上述药物可凉血活血、美白祛斑，临床上多用于治疗黄褐斑及面部继发性色素沉着。

● **清热除斑汤** 紫草3克，淡竹叶、莲子各10克，灯心草6克，红枣8枚，猪瘦肉250克，鲫鱼100克，生姜4片。先将中药置砂锅中加清水煮30分钟，再加鱼、肉同锅烧滚后，改中火煮40分钟，以盐、油调味即可。此款药膳有清热和胃、祛斑养颜的效果。

黄褐斑不可怕，可怕的是没有找到击退黄褐斑的好方法，以上介绍的中医小妙招大家不妨试试，说不准能收到意想不到的效果呢！

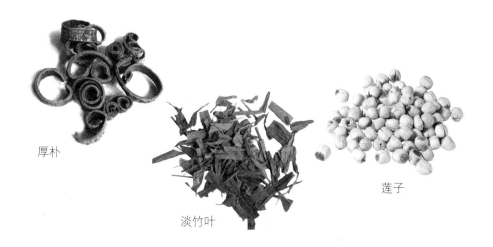

厚朴

淡竹叶

莲子

小孩营养不良的治疗

孩子都爱吃，今年3岁的章章也不例外，手不空，嘴不停，上街吃洋快餐，在家喝汽水，但一到吃饭的时候，他就"摇头摆脑"，死活不肯吃一口。让全家担心的是，章章虽然成天吃得肚子胀胀的，却不见长个，比同龄的孩子还矮半截，瘦得像只小猴子，脸色青白，手脚青筋暴露，睡觉时磨牙，几乎每个月都因为肚子痛、呕吐、泄泻上医院。

这是典型的小儿营养不良，中医称为"疳积"。俗话说，"若要小儿安，三分饥与寒"，三分饥即不贪食，不要让孩子吃得过饱。但现在的孩子想吃什么就吃什么，想吃多少就吃多少，问题也接踵而来，小胖子越来越多，有些则像章章一样，饮食结构不均衡，吃得多反而落下个营养不良。

这是因为，一方面孩子生长发育迅速，需要充足的营养；另一方面孩子肠胃功能尚未成熟，又缺乏自控力，不当的饮食容易损伤他们的肠胃，导致肠胃疾病，营养供应自然跟不上。

小孩营养不良既然多与饮食习惯有关，调理就不能全靠医生，父母应该负起责任，平常注意合理调配孩子的饮食，如让孩子定时进食、少吃零食、餐前少喝饮料、不吃冷冻食品等。中医推拿和食疗在调理小儿疳积方面有较好的疗效，父母自己在家里就能轻松完成。

1. 捏脊

捏背脊是我国传统医学中另一种古老而实用的疗法。人体背部的正中为督脉，督脉两侧为足太阳膀胱经，这两条经脉是人体抵御外邪的第一道防线，捏脊疗法就是通过疏通这两条经脉来达到调整脏腑功能、扶正祛邪的目的，临床上也常用来治疗小儿疳积、消化不良、呕吐、便秘、咳喘等症。这种疗法简便易行，痛苦小，见效快，且易学易懂易操作，经专人教导后，在家里也可以操作。

【方法】首先让孩子俯卧或侧卧在床上，背部保持平正，肌肉尽量放松。家长站在孩子身体一侧，双手食指半屈，中指、无名指和小指握成半拳状。用食指中节靠拇指侧面抵住宝宝椎骨，双手大拇指与食指向上捏起孩子背部正中脊椎两侧的皮肤交替自下向上捻动，一直推到颈后与肩平的大椎穴，一次捏5～6遍。一般每天捏1次，7～10天为1个疗程。

【小贴士】在捏脊的过程中，还可适当用力拎起孩子的肌肤，称为"提法"，每捏3～5次提一下，可增加对相应穴位的刺激量。提和捏的力度应以孩子皮肤微红为宜，不可过度。

【注意事项】

此法适用于半岁至六七岁的小儿，因过小的宝宝皮肤娇嫩，力度掌握不好易损皮肤；太大的孩子背肌厚，提捏难到位，疗效不佳。

一般在早上起床前或晚上临睡前进行效果较好，或是在饭后2小时后再进行；每次捏的时间不宜长，3～5分钟即可。

室内温度要适中，捏脊者要修整指甲，且手要够暖，手法要轻快，力度和速度要均匀。

背脊皮肤有破损，或者患有疖肿、皮肤病及高烧时要暂停，有心脏病或有出血倾向的小儿不宜。

2．揉中脘

揉中脘适应于小孩饭后腹胀、腹痛、胃口不佳、嗳气。吃肥腻食物容易泄泻。

【方法】中脘穴位于胸中与肚脐连线的1／2处。让孩子仰卧，家长用手掌根旋转按揉中脘穴，力度以皮肤凹陷2～3毫米为宜，每次5～6分钟，每日2次。

【小贴士】如孩子泄泻，应循逆时针方向按摩中脘穴5分钟；食积不化，则循顺时针方向。孩子皮肤娇嫩，手法要柔和，也可先涂一些葱姜水

（葱姜各半）再开始按揉，以减轻不适感。

3. 把吃出来的病吃回去

不当饮食有损孩子的消化功能，食疗调理则可起到助食消化、健脾补气的作用。

● 番茄汁 孩子胃口不佳，消化不良，经常觉得口干，喜欢喝冷饮，可以自制新鲜番茄汁，"吊起"他的胃口。

取新鲜番茄1~2个，洗干净后用开水泡一下，剥皮，用洁净的纱布挤出汁液，或直接用搅拌机搅成汁。每天一次，每次喝30~50毫升，最好不要放糖。

● 淮山薏米粥 孩子厌食消瘦，伴大便稀或腹泻，泻下的食物没有被完全消化，可以多吃淮山薏米粥。

淮山、薏苡仁各30克，小米或大米50克，煮成烂粥。温服，可以在一天内分多次吃完。

● 西洋参淮山茶 适宜于脾气虚弱、消瘦、容易疲倦、泄泻的孩子。

将西洋参、淮山按1：5的比例磨成粉，每次取3克，用温开水冲服，每天一次。

● 鸡内金淮山粉 如果孩子怕苦，不肯吃中药，可以用此方调理。

将鸡内金1份、淮山3份、陈皮2份，共磨成粉，每次取5克，加入少许砂糖，用开水冲服。

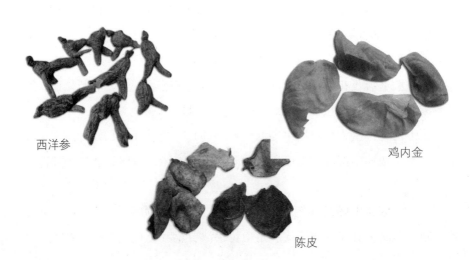

西洋参

鸡内金

陈皮

孩子胃口差，可扎四缝

孩子厌食怎么办？首先要弄清原因，其实小儿不同程度的厌食大多不是由疾病引起，而是由家长缺乏喂养知识、不良的饮食习惯、不好的进食环境及心理因素等原因造成的。若不及时干预，时间长了就会引起营养不良、形体消瘦、面色萎黄等症状，中医称之为"疳积"，严重时可影响到孩子的生长发育。对于有疳积症的孩子，可内养外调、多管齐下，除了改善其喂养的外部环境、适当采用药膳调脾胃，还可试试中医传统的"扎四缝"来促进其消化功能。

（一）扎四缝治好孩子厌食症

两岁半的丫丫开春后胃口一直不好，刚开始妈妈以为春天天气多变，过阵子就没事了。没想到两个多月内，孩子体重足足掉了七八斤。奶奶看着原来的小胖墩都快瘦成干干瘪瘪的芦柴棒，经常追着她喂饭，心里直着急。瘦也还罢，孩子明显没精神，也不如以前活泼好动。在医院营养科，医生说孩子营养吸收有障碍，但吃了些药仍不见好转。奶奶觉得丫丫肚子里可能长蛔虫，她想起中医院有"挑疳积"的，就把孩子带过去试试。

中医师在丫丫双手指关节中点8个被称作"四缝穴"的点上扎了几下，挤出不少黄水和小血珠，看得妈妈和奶奶直心疼，但随后一个星期，丫丫的胃口果然好些了。两个星期后又去扎了一次手指，挤出的黄水很少，医生说疳积症状已不明显，不用再扎。妈妈心里嘀咕：扎了手指也没见打下蛔虫，真能有用吗？她将信将疑。但一个月来孩子吃饭香，体重增加了，脸色也逐渐红润了。

（二）蛔虫病不等同于疳积

民间经常将驱蛔虫跟"挑疳积"混为一谈，其实这是两个不能等同的概念。丫丫不是肚里长蛔虫，而是患了疳积症。

中医所讲的疳积主要是由于过食肥甘厚腻的东西伤害到肠胃，久而形成积滞，造成营养吸收障碍，进而影响到正常生长发育，一般通过传统的"扎四缝"法能取得较好的疗效。而孩子肚子里长蛔虫，也会出现干瘦、乏力等类似疳积的营养不良症状，"扎四缝"也能缓解其症状，但别指望能促排蛔虫。若确诊孩子肚子里长蛔虫，还是通过吃药打虫更可靠。

（三）扎四缝可促消化治疳积

以前患疳积的小孩多皮肤干瘪、四肢瘦小，有不少非但不厌食，反而是胃口很大，每餐吃很多，肚子鼓鼓的，但常拉肚子。现在生活条件好了，上述的症状已较少见，而过食高蛋白、高糖等食品使孩子营养失调，进而出现两眼无神、面色发黄、乏力少动的症状却更多见了。这类孩子肝常有余，脾常不足，肝旺克脾，烦躁易怒，睡眠不宁或有动作异常，在治疗上应以消积健脾疏肝为主。除了通过药食治疗，利用传统的扎四缝效果也不错。

（四）扎四缝：刺激手指经络

扎四缝是分别扎食指、中指、无名指及小指接近掌心的指关节中点共8个"四缝穴"，因这四个穴位上分别有不同的经络通过，这些经络又与五脏六腑相接，通过适当地刺激它们，不仅能治疳积，还有调整其他脏腑功能、治疗小儿多动、遗尿等多种作用。

食指有大肠经经过，这一经络与消化功能有关，扎该穴对治疳积帮助最大。

中指有心包经经过，扎该穴可泻心火，助治烦躁哭闹、睡眠不宁等热症。

无名指有少阳三焦经经过，与肝、胆关系密切，扎该穴可降肝火，治疗孩子因肝火旺引起的多动症。

小指有心经和小肠经经过，与心、肾、子宫、睾丸等器官联系密切，扎该穴可治遗尿。

孩子有疳积症时，扎完食指四缝穴，挤出来的是黄色黏液，严重的甚至可挤出有油珠的黏液，正是这些脂肪的沉积堵塞了经络，影响到脾胃功能的正常发挥。现代医学研究也发现，通过扎四缝能使孩子的唾液淀粉酶分泌增加，而且肠中胰蛋白酶、胰淀粉酶、胰脂肪酶的分泌也相应增加，正是这些消化酶的增加，有助于小儿消化功能的改善，从而促进胃肠的消化吸收功能。

【注意事项】

扎四缝消毒要严格，对取穴和进针的深浅也有一定的要求，最好不要在家里或资质不良的诊所扎，以免出意外。以往就曾有不懂操作要领的黑诊所用针给孩子使劲"挑"，以致把手指的肌纤维挑断。其实用针扎就有刺激效果，根本无须盲目挑。

挤出黄色黏液后，最好隔一周扎一次，一般一个疗程连扎3次。扎完手指不能马上碰水，并注意保洁，以免引起针口感染。有发烧症状或是平素体弱易晕针的小儿不宜进行这种治疗。不吃鹅、鸭、芋、笋及海鲜等发物，以防感染。

着了火的拔火罐

曾有歌星请保健师到家中拔火罐，因操作不当，导致背部、面部、躯干严重烧伤，引起热议。

小小拔火罐，竟然这么危险？

拔火罐功效多，老少皆宜？

拔火罐时间越久，效果越好？

拔火罐起泡只是湿气太重，无须处理？

（一）拔火罐，没那么危险

拔罐疗法，在古代典籍中也称之为"角法"，因古人常以筒形兽角作罐具，用燃烧的火力排气拔罐，所以这种疗法又被称为"吸筒法""火罐气"，现今常用"拔罐"或"拔火罐"称之。

拔火罐原理十分简单，罐内燃火消耗氧气，使机体局部与外界大气压形成负压，产生一定的吸力，使表皮瘀血，所以近代又有人把它叫做"瘀血疗法"。

目前，拔罐时所用的罐具种类较多。在大多数医院病房、门诊以及家庭保健中，使用相对较多的还是真空罐和玻璃罐。

真空罐省去了热力的作用，直接借用力的刺激来达到保健和预防疾病的功效。使用这种罐具操作更为简便，适用于普通家庭保健中。

玻璃罐则继承了传统治疗方法的优点，是依靠热力而产生的负压吸附于患处或者体表腧穴，从而达到治病的目的。治疗疾病时，临床医师还是倾向于用玻璃罐，因其罐体透明，有利于观察病变局部的变化情况，且其吸附力大、易于消毒。

拔火罐时被严重烧伤的歌星其实是保健师意外地将点燃的酒精泼洒在了他的身上。这属于烧伤事故，并非单纯的拔火罐所致。

拔火罐治疗方式多样，建议市民到正规的医疗机构，由专业医护人员进行拔罐，请勿自行在家中操作。

（二）老少皆宜，只是传说

拔火罐具有温经散寒、行气活血、舒筋活络、温固阳气、祛风除湿、清热泻火等功效，且根据不同的部位和穴位，拔火罐的功能可呈多样的调节作用，如拔关元可温阳、拔大椎能清热等。

目前认为，拔罐疗法对大多数常见疾病都有一定的疗效，尤其对于腰背痛、腰肌劳损、退行性骨关节炎、肩周炎、腱鞘炎、风湿性关节炎、类风湿关节炎以及落枕等软组织损伤疗效显著。

而在临床应用中，不同的操作适应范围也不同。外感风邪为主的疾患多选闪罐法，寒邪为主的疾患多选留罐法。走罐法主要用于背腰、臀部、腹部及四肢肌肉丰厚处。循经走罐法主要用于气血瘀滞、脏腑病证。

不过拔罐疗法并非老少皆宜。患者若有出血性疾病、急性外伤性骨折、严重水肿、皮肤过敏、溃烂以及肿块（瘤）部，是不可以进行拔罐的；婴幼儿、妊娠妇女的腰腹部、严重急慢性疾病和接触性传染病患者，还有精神紧张、不合作者以及眼、耳、口、鼻等孔窍部位也在禁忌名单里。

（三）手法时间，都有讲究

拔火罐，首先要求医师动作娴熟，轻、快、稳、准，避免火源靠近患者，蘸酒精时宜少，且不要沾于罐口。罐间的距离要适中，距离过大影响疗效，而落罐过密则易痛易掉落；其次是"力"的控制，包括负压的调节以及力度的控制。一般来说，老年人、儿童、体质虚弱以及初次拔罐的患者，应使用较小的火力，施罐数要少，留罐时间要短。对于走罐时的力度也应有所控制，施术前可在局部涂抹万花油或者清水，减少摩擦力，不可粗暴地使用蛮力拉伤皮肤。

至于留罐的时间，以5～10分钟为宜，不过在实际操作中弹性较大，要求"因时"制宜。以上提及的特殊人群不要留罐过久，通过观察患者皮肤的情况，可随时取罐。而在冬天或夏天，也可根据具体情况适当增加或减少留罐时间。

（四）起泡，与湿气无关

拔火罐后起泡，很多人都认为这是湿气太重造成的。这种理解其实很不科学，因为中医所指的"湿"只是一个概念，未必是我们看得见的液体。

众所周知，留罐时间过长，任何人都会出现水泡，里面的液体其实就是人体局部软组织里的组织液。

起泡还跟疾病的轻重、病程的长短、季节等密切相关，在贴过膏药、做过热敷、红外线照射等身体部位拔罐，也更容易起泡。这些都是需要注意的。

从临床经验来说，当然不希望拔罐时患者皮肤起泡，这毕竟是对皮肤的伤害，更何况水泡还容易感染、化脓。有些医师会故意让拔罐后起泡，认为和天灸的作用相同，但目前没有研究可以证实这种说法的可靠性。

至于起泡后要不要处理，则要看具体情况。若是数量很少的小水泡，一般不必处理，身体可以自行吸收。水泡较大或者数量较多时，应用消毒毫针挑破，放出水液，涂上碘伏。若皮肤破损，应常规消毒后，用无菌敷料覆盖其上，定期换药，直至破损处愈合。

这里再告诉大家一个好方法，用95%酒精浸湿纱布后敷在较大的水泡上，水泡会很快消除。简单地说，这其实是运用了组织液渗透的原理来消除水泡。

拔罐和刮痧哪个祛湿效果好

拔罐和刮痧拔出来、刮出来的痧颜色越深，证明体内的湿气越重？

祛湿，这是坊间对拔罐和刮痧主要功能的认知。殊不知这是一个巨大的误会！这两种中医传统疗法，其主要作用都不在祛湿，祛湿的作用也不明显！

岭南地区的人们不仅误解了拔罐和刮痧，还喜欢将"湿气重"挂在口边，身体困倦、懒怠动、上火、出湿疹都会被归类为湿气重，其实也未必如此。

（一）拔罐和刮痧的目的都不在祛湿

拔罐可以祛湿排毒，这是坊间对这种疗法最大的误解。在中医辨证中，拔罐的原理在于：通过物理负压的挤压作用，造成血管破裂、出血，血液渗透到局部组织，疏通瘀滞，达到调理身体平衡的作用。其主要功能并不在祛湿，而在于通经活络、行气活血、消肿止痛、祛风散寒、解毒等。因此，拔罐常被用于治疗经络不通的相关疾病，例如月经不调、颈肩腰腿痛等。同时，拔罐还有"泻火"功能，常用来治疗各种实症，包括热症和寒症。

刮痧与拔罐的原理相似，"刮出痧"也是同样的道理。通过在经络、穴位上治疗，对于发烧、中暑、感冒等实症有较好的疗效，也能很好地缓解上火等热症。相比之下，刮痧作用在浅部，而拔罐的作用更深层而且刮痧只能用在有实症、热症的人群身上，老人、小孩、体弱者不建议刮痧，孕妇禁用。

（二）祛湿主要靠内治，先利湿再调脾胃

很多人以为拔罐能够快速祛湿，其实并不能达到预期效果。

中医所讲的"湿"的本质是水。湿气主要通过大小便、汗液排出。拔罐和刮痧虽然主要目的不在祛湿，也"拔"出部分的组织液，有一定的祛湿作用。但由于出来的水分不多，祛湿作用其实十分有限。

祛湿主要靠内治，而非外治。湿气重的患者首先要辨证湿的类型，可以采用利湿的药物，缓解表面症状。由于湿气重的根本原因是脾胃运化功能不足，因此，祛湿之后，还得调理脾胃，从根本上改善体质。

（三）湿气重的典型症状

舌苔白厚或黄厚、口中黏腻、食欲不振、消化不良、倦怠乏力、肌肉酸疼、大便黏滞等。

拔罐颜色越深越黑，湿气越重？这是误传！颜色与血液、拔罐力度有关。

如果说拔罐、刮痧的主要功能不在祛湿，那出来的"痧"的颜色有深有浅、有红有紫，这又是什么缘由呢？首先，不同人的血液颜色不同，肤色也不同，出来的"痧"的颜色自然会不同。其次，出痧颜色深不深，还与拔罐的负压力有关。例如中医拔罐除了用火罐之外，还有竹罐、抽气罐等。其中，竹罐是在水中去氧，没有火罐的温度，排气的压力也相对较小，不仅操作不便，而且不够"给力"，出痧颜色容易偏浅。

拔罐保健问与答

到了冬季，作为经穴疗法之一的拔罐，受到不少人追捧，秋冬手脚冰凉，在背部督脉、膀胱经拔罐有温通作用。网上关于拔罐的种种说法也很吸引眼球"要拔出水泡才能祛湿起效""拔出颜色说明你的风、瘀、湿较重"。拔罐拔出水泡只是局部体表有湿气，不能祛除体内湿气。而罐印深浅与个人体质、时间长短等相关，不可简单看待。中医拔罐的确有很多效用，比如治疗男性阳痿和女性痛经，中医认为阳痿与肾虚有关，针对有关穴位施治能起效。

1. 问：火罐拔背部，可扶正祛邪？

答：正确，中医多在背部穴位拔罐。一方面是背部肌肉比较丰厚，容易拔；另一方面，脊背作为气血循行的主干道，最害怕淤积。只有背部静脉通畅，气血运行顺畅，才能带走淤积，滋养全身，祛除疾病。背上有第一膀胱经、第二膀胱经，上面有五脏六腑在膀胱经上的背俞穴，外感疾病、外邪侵犯容易从背部入侵，拔罐拔在背上或背部的膀胱经上，能够调整脏腑功能，促进气血运行，扶正祛邪。

2. 问：可以根据罐印辨别体质？有说法称，罐印上出现黄色、伴有恶臭的物质，是体内存在病邪，是皮肤病；罐印呈暗红色为"瘀"，是感冒了；罐印偏黑，为瘀血。

答：罐印在一定程度上可以用于辨体质，但跟部位、个人体质、拔罐时间有关，不能简单地根据其中一项来辨别。黄色物质多是组织液，除非拔在痤疮、脓疮上，一般不会析出黄色的物质。另外一些人的体质偏热，拔出来也是有臭味的，不一定是皮肤病；拔后出红"瘀"是感冒，说法过于绝对。"颜色偏黑色为瘀血阻滞"有道理，但拔罐时间过长，罐印瘀红程度也会重一些，颜色偏黑。

3. 问：拔罐后没印子是气血太虚？有说法称，拔罐、刮痧后没留下什么印子，是气血太虚，建议先食补养养气血，再拔罐就有明显的印迹了。比如吃些红枣、黄芪、桂圆，养足了气血再拔罐，拔罐完了再补气血，这样循环作用才有效。

答：可以以此判断气血虚实。拔罐后印子的颜色深浅首先和拔罐时间有关，在保证用时恰当的情况下，太瘀、太红、太黑是有瘀血或循环不好，偏淡没印子是体质差、气血不足，这是肯定的，可以根据拔罐反应判断身体气血虚实。在正常情况下，拔罐会留有淡红色的印子，如果没什么反应，说明是时候补补气血了。

4. 问：身体有病，体表相应部位拔罐时易起泡？有说法称，如果身体内某处出现病变，那它所对应的部位或腧穴就容易起泡。比如颈椎病在背部、大椎附近、肩胛冈上方拔罐就容易起泡；如果有心脏病，那么在背部的神道、灵台、心俞穴拔罐就容易起泡。

答：有理论依据，但应听从专业意见。中医上说"经络内联脏腑，外络肢节"，虽说理论上是对的，但经络腧穴毕竟是专业性的东西，真起了泡，而自己又不懂穴位，还是要听医生意见，进行身体检查，看是否真的发生了病变，不能自己瞎诊断。

5. 问：拔火罐减肥安全有效？
答：找对位置确实有效。拔火罐通过刺激人体穴位，不但能调节身体，使人体内部的经脉通顺，还能促进人体内部的代谢，增加能量消耗，从而达到减肥的效果。中医上针刺、艾灸、拔罐的方法都能减肥，拔罐是其中较为安全、易操作并行之有效的一种方法。但要在相关的经络穴位上拔罐，才能有效地促进代谢和经络气血运行、增加能量消耗，以达到减肥的目的。

6. 问：拔罐出水泡是湿气重，要多拔？有说法称，起泡也是一种邪气外出的表现。拔罐时拔出水泡，说明患者体内风寒湿气较盛，以湿气最为突出，如果水泡内还有血水，是体内有热与湿毒的反映。这时应用"拔罐起泡疗法"会有理想的疗效，需要连续多次拔罐。

答：这只能说明局部体表有湿气，拔罐起泡的做法不推荐。"拔出水泡是体内有湿气"其实是个误区，人体湿气有内外之分，拔罐拔出水泡只能说明拔罐部位的体表有湿气，不能证明体质为湿。拔罐起泡还和拔的时间有关，时间长也容易起泡。中医上拔罐并无"起泡疗法"一说，相反，起了泡就要立即停止拔罐。不过起泡也不一定是坏事，说明体表有湿气，可以拔罐祛除外湿。要提醒的是一定要注意起泡后的皮肤处理，否则容易感染。此外，也不能天天拔，隔几天再拔时最好不要拔原来的位置。

7. 问：拔罐涌泉穴助肾气旺盛？有说法称，涌泉穴在人的足底，为全身穴位的最下部，乃是肾经的首穴。体内湿毒之邪容易蕴集于此，不易排出，日积月累，阻塞经气，或随经气传至体内其他部位，引起许多疾病。涌泉可以排出湿毒浊气，疏通足少阴肾经之经气，使肾气旺盛。

答：有作用，但这个说法不准确。值得肯定的是在涌泉穴拔罐确实可以疏通足少阴肾经之经气，使肾气旺盛，但人的足底有众多穴位，涌泉穴并非为全身穴位的最下部，只是肾经循行的第一个穴位。涌泉穴拔罐在体表，不能排出深藏在人体内的湿毒浊气，说法不准确。至于"体内湿毒之邪容易蕴集于此，阻塞经气，造成许多疾病"，也无理论依据可证明。

8. 问：穴位拔罐可治疗阳痿？
答：正确。中医认为阳痿和肾虚有关，因此治阳痿首先要治肾虚。取肾俞、志室、腰阳关、关元俞、中极、关元、三阴交、足三里穴，采用单纯罐法或留针罐法，吸拔穴位，留罐10~15分钟，起罐后可于关元、中极穴或肾俞、志室穴上施行闪罐6~7次，以加强刺激。或每次选其中4~5穴，施以皮肤针罐（中度叩击）法，留罐10~15分钟，每日或隔日1次，可治疗阳痿。本方中的肾俞、志室、腰阳关、关元俞、中极等穴位都作用于肾，能够治疗阳痿。

9. 问：女性痛经可用灸罐法？有说法称，取脾俞、次髎、气海、足三里、三阴交穴，采用灸罐法，先点燃艾条，温灸各穴15分钟，以皮肤有温热感及人体感觉舒适为宜，之后吸拔火罐，留罐10分钟，每日1次，10次为1个疗程，可治女性气血虚弱，改善痛经。

答：建议在经前一星期拔罐。"灸罐法"提法不妥，不过艾灸和拔罐的确能治疗女性痛经。建议在月经到来的前一周进行治疗，每日1次，1周行3~5次，治疗经期疼痛效果好，到了经期就不要拔罐或者艾灸了。

10. 问：秋冬季节拔大椎可治疗哮喘吗？

答：有作用，加以其他穴位效果更好。大椎是人体阳气汇注之处，通过刺激大椎可以激发阳气，宣肺益气，化痰、止咳、平喘，但单个穴位治疗哮喘作用有限，还可加上膀胱经上的肺俞穴、风门穴、脾俞穴，共同治疗，效果更佳。秋冬季节干燥，哮喘高发，推荐哮喘患者每周拔罐1~2次，持续治疗6~12个月，或于下一个发作季节前一个月开始预防治疗。

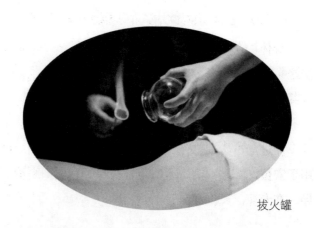

拔火罐

腰酸背痛、手脚发冷、感冒咳嗽，拔个罐试试

（一）拔罐治疗冬季病症效果好

感冒拔罐发散风寒，咳嗽拔罐宣肺气，而常见的白领病、电脑病如颈肩腰背痛、软组织损伤，都可用拔罐来活血祛瘀、促进气血循环。拔罐简单、方便，四季都可应用。而秋冬季节是哮喘、咳嗽等疾病的高发季，在大椎、肺俞、风门、脾俞等穴位拔罐，可以宣肺止咳；出现肠胃病、胃痛或者消化不好，在背部膀胱经上的胃俞、脾俞等穴拔罐，可以调理脾胃；由于机体阳气不足而易发生一些寒性疾病，如手脚冰凉、怕冷等，在背部督脉、膀胱经上拔罐，有温通的作用。

拔火罐也具有诊断、预防和治疗疾病的作用，对风湿痹痛、腰背肌肉劳损、腰椎间盘突出症、肩周炎、感冒鼻塞、哮喘、头痛、腹痛等有治疗作用。

（二）"疼哪儿拔哪儿"，拔罐疗法需辨证

身体的经络、穴位和五脏六腑相连通，拔罐作为经络疗法之一，通过外部的吸力，刺激身体表面的穴位，可以使人体内部器官得到相应的调理。

"疼哪儿拔哪儿"，这是拔罐直接作用于体表肌肉损伤处，促进局部气血循环、改善疼痛；拔罐看上去简便，但其作用于穴位进行治疗时，也需辨证拔罐，要以经络腧穴理论为指导、在专业医师经络辨证后进行。

拔罐作为传统经穴治疗的方法，对不同的罐体材质、大小、操作都作用不同，含不少门道。

（三）提点

1. 拔罐时要这样做

拔火罐是一种无创伤的治疗方法，要保持心情放松，不要紧张，避免肌肉太紧张而拔罐不稳。

在温暖的室内进行。因拔罐要脱衣并持续一段时间，需要在温度合适的环境里进行，避免受寒感冒。拔罐结束后要注意保暖，不要马上冲凉、吹风，防止着凉。

充分暴露拔罐部位。拔罐时要留出足够的施罐空间，避免拔罐过程中衣物碰触造成影响。

注意姿势，坐卧有术。根据拔罐的部位选择相应姿势，罐拔上之后需要静止，防罐松动，最好能够躺下来拔罐。

2. 水罐用竹，火罐用玻璃

竹、玻璃、塑料都可制罐，但因材质不同，用法和效果都有不同，一般来说，竹用于水罐，玻璃用于火罐，塑料则多是气罐。一般使用竹罐和玻璃罐，治疗效果较好。气罐虽然操作简单方便，但没有火的热力，其温经通络、促气血循环的效果相对较差，一般不在医院使用，适合在家操作。

3. 不建议在家自行拔火罐

与气罐相比，火罐、水罐效果相对好，但操作也更复杂，需要专业手法进行，一般不建议在家自行拔火罐。火罐操作不当，容易出现烫伤、起泡、起罐太猛等问题，自己难以控制。时间把握不好，出了水泡，处理不好，会损伤体表造成感染。

4. 2岁以下的儿童不宜拔罐

拔罐虽然没有太多的禁忌，但儿童皮肤太薄太嫩，2岁以下不宜拔罐；孕妇的腹部、腰骶部不拔罐；糖尿病患者虽然可以拔罐，但要注意控制时间避免起泡，以免破溃后感染不易愈合。严重皮肤病患者，或皮肤过敏、溃疡、水肿及大血管分布部位，不拔罐。另外，患有如慢阻肺、肺结核、肺脓肿、支气管扩张等肺部疾病的患者，经常会伴随肺泡损伤，如果用拔火罐进行治疗，会使胸腔内压力发生急剧变化，导致肺泡破裂，发生自发性气胸，也不适合。

（四）注意事项

1. 拔罐时长、罐数及次数可按需调整

【时长】一般10分钟左右为宜，时间过长会出现水泡；另外可根据罐内皮肤颜色作调整，如颜色比较淡，时间可延长一些；颜色已经很深了，时间可以适当缩短一些。一些人身强体壮，可拔久一些，老人、小孩拔罐时间可短一些。看到罐内起泡了，立刻起罐。

【罐数】传统中医也有单罐治病的，因此也并非越多越好。针对穴位来拔时，几个穴位就用几个罐；颈椎、腰椎、背部等部位疼痛时，可以根据面积大小来增减罐数。

【次数】拔罐的次数也不宜过于频繁，若原先拔的印迹还未消退，再拔就容易造成局部损伤，而且拔多了身体容易适应，导致拔罐作用失效，一般每日或隔日1次。

2. 大罐作用强，小罐作用弱

罐有特大、大、中、小4个型号，大罐吸力强，小罐吸力弱，可根据患者体质、病情及拔罐部位来进行大小罐的选择。背部、腰部、胯、大腿处面积比较大，用大罐；脸、颈、手脚，面积不太大、部位又不平，用小罐。

3. 起泡后应注意不能自行挑破

因烫伤、留罐时间太长或体表有湿等原因导致皮肤起水泡时，如果水泡较小可以让其自行吸收，如果水泡较大可至医院进行处理。不建议在无消毒的情况下自行挑破。若起泡，在饮食上也应注意，如牛羊肉、鸡、蛋类少吃，辛辣食物、海鲜产品不能吃。

（五）出现感冒、肩痛、腹痛的症状，拔这些穴位可治疗

感冒：拔背部、上背部膀胱经上的大椎、肺俞、风门等穴，可发散风寒、祛邪清热、宣肺止咳。

肩痛：在肩部局部拔罐，可拔肩井、天宗、肺俞、风门、大椎、肩俞等穴。

腹痛：在背部膀胱经上的胃俞、大肠俞、脾俞等穴，或在腹部的中脘、天枢穴拔罐。

案例　孩子感冒总咳嗽，拔罐治疗两次痊愈

　　7岁的小童感冒发烧住院，静脉滴注两周抗生素，烧是退了但还是咳嗽，吃中药也不见好，拖了两个月，小童瘦了一圈。他妈妈带着小童到医院，在背部膀胱经上的肺俞、脾俞分别施以火罐，拔一次就好了七八成，3天后再拔了一次，配以中药扶正、补脾，咳嗽就完全好了。

　　咳嗽不见好是因为已有肺部感染，用太多的抗生素伤了正气，导致肺脾两虚、肺气不宣。要治咳嗽，必须宣肺气、调体质。拔罐拔在肺俞、脾俞上，拔罐通经络的作用能够调整肺脾功能，又因拔在膀胱经上祛除了外邪，因此有效。以往我们通常认为孩子不宜拔罐，其实不然，到了一定年龄的小孩是可以拔罐的，如果感冒、咳嗽老不见好，用中医拔罐治疗，可能起到中西药物达不到的功效。

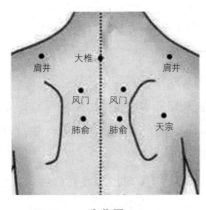

穴位图

想学奥运选手拔罐缓解疼痛要避开三大误区

奥运赛场上，一些奥运健儿的肩、颈、背上都出现了一个个颜色深浅不一的淤血印记，引起人们对"拔罐"这种中医疗法的关注。有运动员坦言，拔罐缓解疼痛简单有效。这种疗法是如何起作用的？能作为日常保健手段吗？操作起来到底到有哪些讲究？

（一）新闻聚焦：美国奥运会选手拔罐治疼痛

据媒体报道，在体操赛场上，很多美国运动员的肩膀上都出现了一个红色圆圈印记，这就是"拔火罐"治疗留下的痕迹。美国男子体操选手还在网上晒出了自己拔火罐的照片，并向媒体大谈"拔火罐"的妙处："这就是我今年一直以来保持健康的秘密，这比其他方式、花很多钱去治疗都好。入行这么多年，我身体受到很多伤害，这是我至今获得的最好缓解疼痛方法，它彻底将我从痛苦中解救出来。"

与此同时，另一位美国运动员接受采访时也证实，拔罐在美国队中非常流行："如果你哪里疼痛，可以拿一个罐子，让你的室友帮你，其实有时候自己也可以做。"

对于美国运动员拔火罐，《每日邮报》评论道："太疯狂了，美国运动员缓解疼痛竟然求助于古老的拔罐治疗，这种疗法起源于古代的中国和埃及。拔罐后可以刺激皮肤和神经，让疼痛的部位得到缓解。"

除了体操队，美国的游泳队同样也有"拔火罐"的爱好者，奥运"八金王"菲尔普斯身上也有"拔火罐"留下的印记，前奥运冠军娜塔莉·考芙琳也曾晒出"拔火罐"照片，引起人们对"拔罐"的关注。

（二）解读：拔罐可助活血去瘀通络

"拔火罐"治疗是怎么起作用的？为何会在国际赛场上悄然"走红"？

有两个方面的原因：一方面是因为它有效。运动员训练强度大，颈、肩、背、腰、臂过度屈伸，常会出现局部的肌肉疼痛，这是肌肉劳损的表现；有时运动过程中还会磕碰、撞伤，局部肿胀、淤血。从中医的角度来看，这与经络不通、局部瘀血等因素有关。拔火罐可刺激经络，有活血、祛瘀、通络、驱寒、化湿等作用，可助局部的劳损疼痛、瘀血肿胀得到有效缓解。从现代医学的角度来看，拔火罐是用负压的方式促使毛细血管扩张，有助于加快人体的血液循环，促进代谢。

拔罐受运动员青睐，除了有效，另一个原因是安全。普通人疼痛吃点止痛药、贴点止痛膏没问题，但参赛运动员需要接受严格的尿检和血检，即使是外用的止痛膏，都可能经皮吸收影响检测结果。而拔罐、针灸等疗法是非药物性的自然疗法，作为日常的保健，用抽气罐代替点火罐，不但安全有效，而且操作起来简单。所以，拔罐"走红"也不无道理。

（三）三大误区

拔罐有无禁忌？日常腰酸腿痛肩颈不爽，我们是否也可以像菲尔普斯一样拔拔火罐？到底到没有穴位讲究？

拔罐主要是在腰、背、肩、颈等部位，确实绝大多数人都可以做。从治疗的角度，中医师会讲究穴位、经络，但作为普通人的日常保健，哪里痛拔哪里也未尝不可。不过，有皮肤过敏、溃疡、水肿或出血性疾病、高热抽搐等人群不宜拔罐，此外也不宜在孕妇的腹部、腰骶部位拔罐。

新型的抽气罐虽安全简单，但居家操作也要注意以下三大误区：

1. 误区一：拔罐后印记越黑越好

不同人拔罐后身上留下的印记深浅不一。有些人以为印记越深，效果越好，其实并不是这么回事。如果拔罐的部位风寒湿邪或瘀血比较重，或是有局部炎症，则会出现紫红甚至紫黑色的印记。但正常人在健康状态下皮肤有一定的渗透压，拔罐对皮下血管的损伤较小，因此可能拔过后留下的印记"没什么颜色"。另外，拔罐造成皮下淤血后，留下印记的淡化过程还跟个人本身的体质、皮肤状况有关系，局部血液循环较好的人吸收得快，淡化得也快。

2. 误区二：拔罐时间越长越好

根据火罐大小、材质、负压的力度不同，拔火罐的时间拿捏也有一定讲究。用点火方式来拔，一般不超过10分钟。大部分居家操作，建议还是用抽气罐比较安全。但值得提醒的是，千万不能因为抽气罐"无火"安全，就随意延长拔罐时间。

用抽气罐作居家保健，建议普通人时间掌握在5～10分钟即可。时间的调整必须视个体和局部的情况来定，比如，有些青壮年身体比较壮实，拔罐5分钟没什么变化，适当延长5～10分钟也可以；但对于皮肤比较嫩或是体质较弱的人群，即使时间再短，若拔罐过程中透过罐观察到皮肤已经明显发红甚至起泡，则要马上起罐。一般糖尿患者拔的时间要更短，以免起泡引起皮肤感染。

3. 误区三：拔完罐后马上洗凉水澡

原则上，拔完罐后毛孔扩张，不要马上下水或吹风，以免受凉。即使洗澡，最好也过几个小时后，而且尽量不要洗冷水澡。不过，如果拔罐出现水泡、皮损，未愈合时应尽量避免接触生水以防感染。

放血疗法有效吗

网络上"放血疗法"事件曾经被炒得沸沸扬扬，引起了大家的广泛关注。众多网友纷纷转发表达了自己的看法，其中不少人对于这种传统疗法提出了质疑。

放血疗法究竟是否安全？这种治疗手段是否真的有效？这里，本文主要对于放血疗法做出清晰的阐释。

放血疗法，现今又称作"刺血疗法""刺血术"，古称"启脉""刺络"，和艾灸、拔罐及刮痧等一样，是中医学古老而又独特的治疗方法，顾名思义就是用针或刀等工具刺破或划破选定部位，放出少量血液来治疗疾病的一种方法。

放血疗法历史悠久，可追溯到史前文化时期。在人类文明漫长而又曲折复杂的过程中，疾病危害与人类自我保护在相互斗争，并在斗争中不断发展，同时也为医疗行为赋予了最原始的动力。经过长期大量的实践观察与经验总结，古人逐渐认识到了少量局部的放血会使某些身体症状改善，在此基础上通过知识的积累和传承逐渐形成了放血疗法的雏形。

在中国，放血疗法源于砭刺，最早见于马王堆出土的，我国最古老的医学方书——帛书《五十二病方》（有人考证约成书于西周或者西周之前）。随后，《黄帝内经》的问世使这一疗法在理论上发展到一定的阶段。例如，《素问·血气形志》篇有"凡治病必先去其血"，《灵枢·九针十二原》提及其应用原则是"菀陈则除之"。《灵枢·官文》中的"络刺""赞刺""豹文刺"等刺法，其实都属于刺络放血法的范畴。放血在各个不同历史时期都有相关论著可循。就像历代文献中提到在放血的正式操作之前，古人会采取若干准备措施，包括服药、涂油、加热、扎缚、手捋、拍打以及心理安慰等。操作上，除了一般的针刺出血外，还有"挑破出血""挑断出血""针碎出血""弹针出血""贯刺血络"等说法，也有刀削法和火针放血的记载。

如今放血疗法也同样广泛应用于临床治疗。目前所用刺络针具一部分由原有针具改造而来，既利于消毒，又能减小创面，像临床上常见的三棱针、小针刀、火针、锋钩针、圆利针等。另一部分则是后人的创新，如滚刺筒。临床上常用的皮肤针也来自后人的创新。放血使用方法以点刺、刺络、叩刺、割刺手法使用频率最高，多在穴位、病灶处、血络处放血，譬如眼部疾病以及高热、头痛时，多取耳尖、太阳穴，以点刺放血为主；皮肤科病症以背俞穴和阿是穴为主，多刺络拔罐或者耳尖放血；运动系统疾病多循经取穴以及在病变附近取穴，多用刺络拔罐为主。

从中医角度进行概括，放血疗法主要有泻热、止痛、镇静、消肿、开窍、解毒、祛邪、调整阴阳等作用，适用于急证、热证、实证、瘀证和痛证等病症。同样其也存在相对禁忌证，在临床上我们尽量少或者不对老人、儿童以及妊娠期妇女进行放血，此外精神紧张、不能配合放血的患者以及合并严重心脑血管疾病的患者也不建议使用，并且操作时不可深刺，应当避开重要的大血管、内脏以及神经组织。

有人也会对放血时血液颜色有疑问。一般来说，放血操作后流出的血多为紫黑色，是由于病变处多有瘀血阻滞，邪毒积聚，新鲜的血液不能到达以及更换，故呈紫黑色。《灵枢·癫狂》篇中多处指出"血变而止"，即血色要由紫黑变为鲜红，这和目前临床具体情况也不谋而合。

总而言之，作为一个存在数千年的传统疗法，其操作简单、见效快等优点也为现代临床提供了新的治疗方法和手段。有学者立足现代医学，归纳放血机制就是促进血液循环、加速新陈代谢，主要有退热、止痛、镇静、降压、降低血黏度、强心、活血、消瘀、急救、消炎、止痒、抗过敏等。然而，客观地看待放血疗法，现今临床上观察较多而研究较少，多数局限在临床经验总结或病例报道上，疗效亦缺乏统一的评判标准，操作手段以及方式因人而异，我们还是应当坚持整体观念和辨证论治，正确看待刺血疗法的功效，不应有失偏颇，根据病情决定是否采用放血疗法。同时这种疗法的不足之处也值得后人借鉴，为今后的发展提供了更广阔的空间，更好地为临床服务。

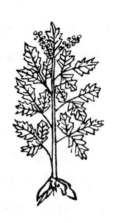

放血能救命？没那么神

说扎一下针放几滴血就能治好中风、起死回生，纯粹是吸引眼球，是不负责任乱忽悠。

遇到中风和心跳骤停，一定要把握好急救时机，切莫把最宝贵的急救时间浪费在扎针放血上。

如果有人疑似中风、瘫痪或是心跳骤停，身边人都会紧张着急：该怎么办？近年来，随着微信的普及，朋友圈里时不时都会有各种针对此类危象的急救"偏方"出现。比如，"孝子必看必转，台湾老中医传中风放血救命法""缝衣针放血救命法"之类，虽然"包装"形式不一样，但以"放血"为核心的救命"奇术"一直在流传。

很多人将信将疑，信者认为，在中医针灸治疗中，确实有放血疗法，所以"放血救命法"应该是有依据的；疑者认为，如果靠"放血"就有"救命"的奇效，为何急诊指南从未将其列为"要诀"？放血"救命"的传说从何而来，到底靠不靠谱？遇到身边有人疑似中风、瘫痪或是心跳骤停该怎么办？

（一）传言回放：放血"奇术"能救命？

近年来，关于"放血救命"的各种帖子以各种形式在网上、朋友圈中兜兜转转地传播。其中有则"缝衣针放血救命法"流传甚广，该帖称"放血"是中国古老医术的一种。人体之所以出现病症，可以说都与血液运行障碍和毒素有关，而一旦放血则立即见效，本来快一命呜呼的人因为放出几滴黑血，居然能很快恢复正常神智。文中指出，对半身不遂者，不管是脑出血还是栓塞，马上用缝衣针将双耳垂最下点刺破，挤出一滴血，患者马上治愈，而且愈后不留任何后遗症；心脏病猝死者，马上用缝衣针刺破十个脚趾尖，患者即会清醒过来。认为"这就是奇迹，也可称奇术"。最后还强调"以上方法均来源于网络并非本人自创……以上方法常散见于唐宋元明清等古小说及民间医案当中"。

"孝子必看必转，台湾老中医传中风放血救命法"——这条"亲情"加"救命"的微信，说的是"患了中风，脑部微血管会慢慢破裂"，这时要在原地把患者扶起坐稳，拿缝衣钢针，在其十个指尖上刺出血来。每指一滴，大约几分钟，患者就会自然清醒。如果嘴也歪了，就在耳垂各刺两针，各流两滴血，几分钟后，嘴也恢复原状。据说这种"放血救命法""百分百有效"。

（二）放血救命"神话"牵强附会，不靠谱

在临床应用上，中医确实有放血治疗这种方法，但宣称它马上就能"救命"治中风且"不留任何后遗症"，哪有这么神！网络上所传的"十指放血救命法"很可能是对中医针灸"十宣穴放血"疗法的一种牵强附会。据介绍，十宣穴在双手十个指头的尖端，距离指甲边缘0.1寸。临床上，针灸师在中医辨证的基础上，对明显有热证的患者，可考虑在这个部位选穴点刺放一两滴血来帮助治疗，主要起到清热的作用；而对于昏厥休克的患者，"十宣穴放血"有一定的促醒作用，可助昏迷者恢复意识，但患者中风的病因仍在，说扎一下针放几滴血就能治好中风、起死回生，纯粹是吸引眼球，是不负责任乱忽悠。

而扎耳垂治半身不遂的说法更是莫名其妙。不少中风患者同时伴有嘴角歪斜的面瘫症状。中医针灸在临床上治面瘫，会考虑选取刺激耳郭上方最尖端的部位——耳尖，而非下方的耳垂。且不说耳垂没明显血管很难放出血来，从中医针灸治疗的角度来看，扎这个位置也不能治疗中风面瘫，更没听说过扎耳垂挤点血就能让半身不遂的患者"马上治愈，而且愈后不留任何后遗症"这样的"神话"。

事实上，对于缺乏医学常识的人来说，如果遇到身边人中风或是心跳骤停，就随便找个针乱扎一气，可能因用具未消毒或消毒不彻底而增加感染风险，更要命的是耽误了急救的最佳时机。

（三）提醒：疑似中风应尽快送医院急救

中风和心跳骤停如果错过抢救的黄金时间，预后会比较差，甚至会直接危及生命。提醒大家遇到这两种急症、危症，一定要把握好急救时机。没有专业急救常识的普通人该怎么做？

1. 疑似中风早识别早送医

如果有心脑血管基础病的亲人突然出现口眼歪斜、说话不清甚至半身不遂等疑似中风（脑卒中）的症状，应尽量让其就近平卧，松开衣物保持呼吸通畅，有条件的可马上给予吸氧并打120急救电话尽快送医院，做CT、核磁共振查找病灶，辨明是出血性还是缺血性中风，马上做针对性的急救治疗。临床上，很多患者是因脑梗等引起的缺血性中风，这类患者脑神经细胞在缺血几分钟内就可能发生不可逆性坏死。因此，争取时间尽快溶栓治疗是急救、降低患者瘫痪等残疾风险的关键。

2. 心跳骤停快做心肺复苏

如果第一时间判断患者完全丧失了意识、心跳呼吸骤停，应及时呼救、拨打120急救电话求助。而在急救医生到来之前，若有受过专业训练的人士，可马上为心跳骤停者做胸外心脏按压。心跳一旦骤停，抢救的黄金时间只有4分钟左右，应马上通过心肺复苏帮助患者恢复自主呼吸和自主循环，以赢得下一步抢救的时间。切莫把最宝贵的急救时间浪费在扎针放血上。

天灸贴了有效吗

最近几年天灸越发热门，追捧者众多，天灸如此受欢迎，究竟有多少疗效呢？

（一）市民：九成认为确有疗效

在天灸中伏、末伏期间，记者到医院调查发现，天灸的火热程度实在让人咋舌。每年三伏天，医院的门诊大楼一楼大厅都被围得水泄不通，从楼上望下来，黑压压一片，全是等候贴药的人群，不少市民更是一家老小五六人齐上阵。

天灸为何如此受市民追捧？其治疗效果究竟如何呢？一部分市民是自己连续贴了一两年，感觉有效来坚持贴的。43岁的陈姨贴了两年治疗慢性肠炎，"感觉挺有效的"，她说，"以前每天要上三次厕所，拉的大便也不成形，现在基本上一天一次，明显改善，所以今年想要坚持"。黄小姐和她的同事结伴来贴，两人分别治疗过敏性鼻炎和慢性咽炎。黄小姐称，以前过敏性鼻炎每到秋天喷嚏特别厉害，贴了两年天灸，感觉症状明显减轻。

另一些市民则是听朋友说天灸有效，也想来试试。"我的过敏性鼻炎真是特别难治，喷的药、吃的药用了不少，一停药就会复发，我一个朋友天灸连续贴了三年，过敏性鼻炎就好了，我也来试试。"34岁的林小姐对天灸深信不疑，因为身边朋友的例子是她亲眼所见。张小姐则带着一家老小五个人一起来贴，她表示，看报纸后知道天灸对过敏有疗效，因为一家人都患有过敏性疾病，所以就拖着全家一起来了。

少数市民对天灸抱着半信半疑的态度。37岁的黄先生刚好来看病，看到大厅里三层外三层围满了人，抱着好奇态度也来凑凑热闹。彭小姐贴过一年，对天灸抱着半信半疑的心态，这次想起来才顺便来贴一次。

曾有媒体做过相关调查，如《新快报》曾与"三九健康网"联合调查3 021位市民，结果显示94.74%被调查者都表示天灸确实有疗效，仅5.26%被调查者表示没有疗效。

（二）主治三类，呼吸系统疾病最有效

天灸疗法至今已经有一千年的历史。千年来，通过人们的不断总结和改善，目前有研究数据的，主要体现在其对哮喘和过敏性疾病治疗中的确切疗效。这与天灸的原理有关。原来，三伏天是一年中阳气最旺盛、天气最热的日子，根据"天人合一"的理论，人体的阳气也在三伏天达到最盛。此时，皮肤腠理开泄，机体代谢旺盛，因此古人在三伏天贴药，药性最容易由皮肤渗入穴位经络，通过经络气血直达病处，对相应的脏腑起到扶正祛邪的作用，增强机体免疫力。且三伏天对应的都是庚日（指的是甲、乙、丙、丁、戊、己、庚、辛、壬、癸十天干），庚日为金，属大肠，与肺相表里，故而古人认为三伏天灸对肺最为有益，可温煦肺经。

在天灸开展过程中，人们逐渐发现其对慢性消化系统疾病、颈肩腰腿痛也有效，这是因为天灸的药物具有温经通络的作用，因此对治疗消化和疼痛有疗效。天灸主要对三大类疾病有效：

一是呼吸系统疾病，包括支气管哮喘、过敏性鼻炎、慢性支气管炎、慢性咳嗽，对体虚容易感冒者有效。

二是消化系统疾病，包括慢性胃炎、十二指肠溃疡、慢性结肠炎、慢性消化不良等疾病。

三是部分疼痛症，如腰椎、颈椎、各类关节痛。

三伏天灸要系统

每年的三伏天，老广东们都要循例到各个中医院里贴敷穴位，进行三伏天灸的治疗。据说这是"冬病夏治"的最佳时机，能有效预防呼吸系统疾病、消化系统疾病和关节痛在秋冬季节复发和加重。然而，需要提醒的是，三伏天灸的治疗必须系统，并要进行相应的戒口，否则疗效会大打折扣。而处于疾病发作期的患者则要慎用三伏天灸，以免耽误病情。

（一）治疗不系统、不戒口影响疗效

说起三伏天灸，很多人都知道是在初伏、中伏、末伏这三天里进行穴位贴敷。但有的人敷过一次或两次药后，觉得身体状况并没有多大起色，不禁怀疑"三伏天灸疗效显著"的说法存在夸大嫌疑。

三伏天灸是一个系统治疗。"一般来说，穴位贴敷至少要坚持三次，若要加强效果，最多可贴敷五次。而每次贴敷所选用的穴位都不一样。以支气管哮喘为例，中医认为哮喘发病主要与肺、脾、肾相关，初伏时所选穴位重在从肺论治，中伏所选穴位重在从脾论治，末伏所选穴位重在从肾论治，只有肺、脾、肾三脏同调，才能共收止哮平喘之效。"由此来看，如果只是治疗一次或两次，缺乏系统，疗效都会大打折扣。

另外，治疗期间不戒口也会影响治疗效果。进行三伏天灸治疗的市民在饮食上要戒食促化脓食物，如牛肉、鸭、鹅、花生及煎炸食物，以免引起感染。还需禁食生冷刺激性食物，不要吃肥甘厚腻、生痰助湿的食物，禁食海鲜、虾等发物等，以免诱发疾病。

（二）三伏天次日施灸效果也不错

有人可能会问，我不是不想去治疗，但三伏天当天确实忙不过来，稍微迟一两天再贴药有没有问题呢？辛日施灸是三伏天庚日施灸的很好补充。所谓庚日，即三伏天当天；所谓辛日，即三伏天的次日。因为庚日和辛日都属金，金与肺和大肠相应。而天干与脏腑配属的关系指出，"庚属大肠辛属肺"，辛日更直接地属肺，因此对治疗呼吸系统疾病也有效。临床观察结果表明，在辛日用三伏天灸治疗呼吸系统疾病的效果不亚于庚日。

即使在三伏天当天或次日都无法按时治疗，还可以考虑在日常的时间里进行天灸治疗，这种日常灸的做法和取穴跟三伏天灸是完全一样的。缺少了三伏天时自然界旺盛阳气的辅助，日常灸的疗效稍逊于三伏天灸。但通过各种辛温走窜的药物和穴位的作用，协同增效，日常灸同样可以获得比较满意的疗效，仍值得临床广泛推广应用。

（三）不是所有人都适合三伏天灸

三伏天灸虽然能预防多种冬病，但主要对与肠、肺有关的消化系统、呼吸系统疾病和与虚寒有关的关节痛的疗效最为显著。没有明显疾病的白领做三伏天灸也能补阳驱寒、预防疾病，起到一定的保健作用。

但有些肝硬化的患者也到医院要求做三伏天灸，其实是无补于事的。贴敷的药膏中含有麝香等芳香辛窜药物，有损胎儿生长发育，对孕妇更是禁忌。此外，高热、体温超过38.5℃的患者（如副鼻窦炎患者、肺炎急性期患者等）、特殊体质及皮肤病患者、贴敷穴位部位皮肤有破损者、皮肤对药物极度敏感者也不适宜天灸治疗。即使是符合三伏天灸的人群，若处于急性发病期，如哮喘发作、感冒发烧、皮肤起皮疹等，也不能再进行穴位贴敷。因为三伏天灸重在预防复发，并不能起到即时缓解症状的作用。患者应到医院相应科室对症治疗，以免延误病情。

（四）三伏天灸可以预防冬病复发

俗话说，"冬病夏治"，对于很多一到秋冬时节就容易反复发作的疾病，如果人们在夏天能够进行积极的治疗，就能够降低它们在冬天发作的频率，减轻发作时的症状。而盛夏里的三伏天是一年里阳气最旺盛、天气最炎热的日子，人体的阳气也最为充沛，皮肤腠理开泄，此时用贴药治疗，药性最容易经由穴位直达患处，治疗效果最好。

三伏天灸就是针对人体的这一特点，在初伏、中伏、末伏这三天里选用一些辛温、助阳、逐痰、祛寒的中药膏剂，在特定的穴位进行贴敷，扶正祛邪，从而起到"治未病"的作用。另外，三伏天灸对成人和两岁以上的儿童都适用，但儿童不像成人那样敷3～4个小时，只需敷1～2个小时就足够了。

三伏天灸中所敷贴的药物大多是辛香刺激的，贴药后，不少人觉得皮肤有发热、灼痛感，部分比较敏感的人甚至会起泡，这都是皮肤对药物的反应，是正常现象。但要注意保护好创面，避免抓破感染，必要时可到医院处理或搽烫伤软膏。贴药十个小时之内不宜冲凉，以免创面沾到水造成感染。

三伏天灸不受影响

（一）什么是三伏天灸

天灸疗法源远流长，属于中医传统外治疗法之一，它是以中医经络学说为理论依据，在天人合一的理论指导下，将药物研成细末，用醋、酒、蛋清或姜汁等调成糊状，或将中药熬成膏剂，直接贴敷于穴位，通过腧穴经络影响所属脏腑，激发和调整机体内在的生理功能，起到治疗和预防疾病的作用。根据中医"冬病夏治""子午流注，适时开穴"的传统理论，天灸的时间多选在每年的夏季三伏天，也因此被称为"三伏天灸"。根据中医《黄帝内经》的说法，天人是合一的，人体的阳气与自然界生物的阳气，生于春，旺于夏，收于秋，而藏于冬。由于自然界夏季阳气最旺，人体的阳气在夏天也达到最高，而三伏天又是夏季最热的时候，此时阳气最为活跃，人体皮肤松弛，毛孔大张。这样药物更易渗透皮肤，刺激穴位，起到疏通经络、调节脏腑、治病强身的功效。

现代实验室研究证实，天灸贴药后能增强机体非特异性免疫能力，血中嗜酸性粒细胞数明显减少，皮质醇水平显著提高。穴位贴药通过刺激穴位以及药物的吸收、代谢，对肺部有关的物理、化学感受器产生影响，直接和间接地调整大脑皮层和自主神经系统的功能，改善机体的反应性，增强抗病能力，对治疗支气管哮喘、支气管炎、过敏性鼻炎、各种慢性咳嗽、体虚容易感冒等呼吸系统疾病尤为有效。另外，三伏天灸对跟虚寒有关的疾病，如慢性胃炎、慢性肠炎、多种消化不良性疾病、关节痛，肾虚引起的腰痛，还有肾虚引起的其他疾病也有较好的疗效。

（二）闰月会影响三伏天灸吗

在我国流传很广的农历，也称阴历。主要是依据月亮绕地球一周时间并兼顾地球和太阳的关系定出来的。阴历的月份是按月亮绕地球一周的时间计算的。月亮绕地球一周的时间是29天多一点，所以阴历的月份，大月为30天，小月为29天。这样算起来，阴历一年12月只有354天或355天。而阳历是以地球绕太阳一周的时间来计算的，地球绕太阳一周需要365天多一点。这样，阴历一年的时间比阳历一年的时间要少11天多。一年四季，寒来暑往，如果阴历不按照阳历校正天数，过了十五六年，阴历的正月份就会是阳历的六月份了。年岁越长，差别就会越大。我国的天文学家，就用闰月的办法来弥补这个差数，即在阴历适当的时间，加上一个闰月，即3年1闰，5年2闰，12年5闰，19年7闰。这样下来一年四季的气候基本上符合农历（即干支纪时法）中的廿四个节气的规律，我国南方一般进入小暑后天气就会变热，大暑气温就是最热时候的气温（当然还受到台风、雨量等因素的影响）。2009年的小暑时间是7月7日（农历闰五月十五日），2007年和2008年的小暑分别也是7月7日（农历五月廿三日和农历六月初五），因此经过了闰月的调整，廿四节气在阳历上基本是一个较恒定时间。2011年的初伏是7月14日，刚好在小暑和大暑两个节气之间，此时南粤大地热气腾腾，在此日做天灸是最合适的时间，不受闰五月的影响。

（三）庚日天灸与辛日天灸作用一样吗

传统的三伏天灸选择在三伏天进行，初伏为夏至后的第三个庚日，中伏为夏至后的第四个庚日，末伏为立秋后的第一个庚日。除了三伏天都是在夏季最炎热时间外，天灸选择了三个庚日施灸，是有其特殊意义的。根据天干计时的五行、五脏配属，庚日和辛日均属金配属肺，"庚属大肠辛属肺"，大肠与肺互为表里，故在"伏天"治疗呼吸系统如支气管哮喘等一类属于肺系的疾病。但是按照天干与脏腑经络配属的此一关系，肺系疾病可在庚日治疗，而庚日的第二天就是辛日，直接属肺，其治疗肺系疾病理论上也应有效。针对此一问题，广州中医药大学附属第一医院针灸科依托广东省科技计划项目的科研研究，通过我们三年来对大量病例的长期临床观察，将接受天灸的患者分为庚日天灸组和辛日天灸组分别贴药，客观评估两组的疗效，证明了庚日与辛日敷贴治疗支气管哮喘疗效不相上下。因此，从1987年开始，我们已在伏日的次日开展贴药，既有疗效又大大地方便患者，受到了患者的欢迎。

天灸疗法也称敷贴疗法，是外治疗法之一，对很多顽固性、难治性疾病往往能够起到内治法所不能达到的疗效。很多呼吸系统疾患均有迁延难愈、反复发作的特点，特别是支气管哮喘。中医认为是痰饮伏于内，多因外邪诱发，是一种"宿疾"。现代医学认为支气管哮喘属于变态反应性疾病，与机体的免疫功能有关。天灸能抑制嗜酸性粒细胞的浸润和Ⅰ型变态反应，提高细胞的免疫机能，这可能是该疗法能改善支气管哮喘的症状和预防该病反复发作的作用机理。研究中发现天灸组在降低IgE、嗜酸性粒细胞计数方面更具优势，这与天灸方中所选用的药物有提高人体免疫功能的功效有关。细辛温肺平喘，甘遂祛痰逐饮，白芥子散寒行气，生姜、麝香化痰通络，共奏温煦阳气、祛痰逐饮之功。

因此，在三伏天进行天灸预防和治疗支气管哮喘的作用机理可能是该疗法通过时间（三伏天）、经穴、灸法的共同作用，抑制嗜酸性粒细胞的浸润和Ⅰ型变态反应，提高细胞的免疫机能。

步步为营保证天灸疗效

天灸到底有没有效？如果掌握好了适应证和禁忌证，你还是觉得天灸没效，可能不是天灸的问题，而是操作过程出了错。贴药时穴位的选择、定位，患者贴后是否配合等多方面都会不同程度影响疗效。

（一）药物是疗效的基础

药物处方是否合理、药材选用是否最优、制作保存过程是否严格，这是影响天灸疗效的第一重因素。目前，各医院在药物处方上基本一样，主要的几味药，如白芥子、细辛、半夏、生姜等几乎所有医院都有，只是各类药物的比例稍有不同。药物的另一细微差别就是麝香，作为传统天灸药物中的一个重要成分，其每克的价格比黄金还贵，且很难买到，有些医院为保证疗效会添加麝香，但有的医院会选择麝香的代替品。

其次是药材选用上，同一种药材也有好坏和疗效的差别。比如药方中的生姜，究竟是选用本地姜还是北方姜？药粉是新鲜的还是陈年的？

制作过程对疗效也有影响，比如生姜汁是调稀一点还是浓一点。其中，某味药直接生用患者贴后起泡反应会很厉害，辣和刺痛感难忍，炮制后这种刺激性就小一些，如何让这味药既能贴后起泡而又不至于刺激性太强，制作过程中炒熟的度要把握精准。另外，有些药物还有挥发性，如果保存不当，药效挥发也很难起到应有的效果。

（二）辨证选穴是疗效的保证

药物制作好后，下一步就是医生贴药，对患者有没有辨证、辨证后的穴位选择、选好穴位后贴的位置是否准确，这是影响天灸疗效的第二重因素。选择适宜的患者贴药，即掌握好适应证和禁忌证，这是疗效的保证。中医讲究辨证施治，天灸虽不能一人一个药方，但也要尽量做到个性化，进行虚证、实证的分型，才能提高疗效。广州中医药大学附属第一医院采用了三种药方，哮喘过敏实证患者一个药方、虚证一个药方，其他疾病一个药方。然后，不同疾病选择的穴位不全相同，同一疾病每次贴的穴位亦有差别。

穴位选择也很重要，在众多经穴中如何选择适宜患者的6~8个穴位是个难题。各个医院在穴位选择上都会不全相同。不过，只要遵循辨证取穴原则，就能取得较理想的疗效。穴位选择并非越多越好，要少而精，选择针对性强的穴位来治疗相应的疾病。

选择好穴位，接下来的工作就是贴药时穴位定位准不准的问题，要找准穴位，贴的效果才能更佳。贴药医生不足时，选择实习生帮忙，关键在培训，最好选择系统学过针灸专业的研究生。因为他们在医科大学学习多年，穴位定位是针灸专业的基本技能，经过短时间的集中培训，他们就能很好掌握。

（三）贴药后午间晒会太阳可提高疗效

患者要怎样配合医生，才能最大限度发挥好天灸的作用呢？首先，患者要注意准时到医院贴药。如果当天忘了，第二天也可来贴，但不要再迟一天。

贴完后中午去晒晒太阳，别待在空调房中，饮食上避免寒凉。既然三伏天灸是利用一年中最热的时候，采用辛温的药物，实现温肺经阳气驱散内伏寒邪的作用，就应该在生活方式上多配合这一原理和作用。可选择正午最热的时候贴药，贴完后到太阳下去晒晒，5~10分钟即可，这一天尽量别待在空调房中。

贴药的时间要掌握好。专家称，一般贴药时间是3~4小时，但具体也

你身边的保健医生

要因人而异，如果刺激反应厉害，实在难忍，则1～2小时即可，如果一点感觉也没有，不痛也不痒，可贴药时间延长至6～8小时，甚至10小时。贴药的最佳效果应该是有刺激反应，局部感觉痛或痒，数小时后，局部稍有发红为佳。建议患者夏季做四次，坚持三年，效果更明显。每年三伏天贴药最合适是四次，目前各医院普遍开展五次，主要是让那些错过一两次的患者能补上。

相关研究发现，疗效好坏还与患者疾病类型、个体差异、年龄等因素有关。发作期时的寒哮型与缓解期治疗效果好，热哮效果稍差；对14岁以下的儿童效果最好，年龄大于50岁者效果稍差；病程越短，疗效越佳，病程20年以上者，疗效稍差。

夏养三伏，冬补三九

不少天灸粉丝都知道，"三伏天灸"能起到"冬病夏治"的效果，那么，"三九天灸"是否也可达到"夏病冬治"的效果呢？虽已时届冬至，南方的天气与传统意义上的寒冬仍相去甚远。在气候反常的时节，天灸的时间是否也应更灵活些，或者适当推后，以达到最佳的目的？在同一天时间里，各个时段接受天灸的效果是否有讲究？哪个时段接受天灸效果最好？下面将对上述问题——释疑。

（一）"三九"是个特指寒冬的模糊概念

"三九天"自古被视为一年中最冷的时节。冬至日则是一年之中白天最短、夜晚最长的一天，无论是自然还是人体，都开始进入阳气衰微、阴气盛的状态。而所谓"三九"，是从冬至的次日算起，每九日一数，第一个九日为"一九"，第二个九日为"二九"，第三个九日为"三九"，有的寒冷地区还将第四个九日列为"四九"。比如，北方的内蒙古自治区，当地人衡量"三九"的直观标志是看周围事物受"冻"的程度，当地人总结出"一九"水冻，"二九"酒冻，"三九"二龄牛角冻，"四九"三龄牛角冻。也就是说，在"一九"天里，水在自然环境下开始结冰，而冰点更低的酒则在"二九"天才会冻起来，到了更寒冷的"三九"和"四九"天，两三岁的牛都可能先后冷得掉角。

但我国幅员辽阔，北方的"三九"景象在南方许多地方可能一天都不会出现。比如广州，冬至时候的天气实在谈不上冷，冬味仍不浓，跟传统意义上的寒冬更差得远。许多人一进入时序上的"冬天"还是喜欢吃些羊肉煲，岂不知各种原因引起的天气异常已经使"冬味"大减，因此常吃出"火气"来。

（二）称三九天灸能"夏病冬治"太牵强

有些人误以为与"三伏天灸""冬病夏治"的效果相反，"三九天灸"能达到"夏病冬治"的目的，这种想法太过牵强。

其实，"三九天灸"是对"三伏天灸"的巩固和补充。夏养三伏，冬补三九，两者配合疗效相得益彰。"三九天灸"治的仍是时下易患的各类慢性呼吸系统疾病、肠胃病以及虚寒病证。而夏病多指时行感冒以及各类传染病，目前仍没发现三九天灸能对夏天常见的疾病起到预防的作用。

三九天灸是通过将刺激性的药物贴敷于穴位，持续刺激穴位，行气活血，使人体阳气更加充沛，抗寒能力进一步增强，对于各类适应证的慢性病患者，这种疗法的确有助于他们度过一个舒适的冬天。而对于普通人群，三九时节贴一帖药也有助于提高身体的免疫能力。

接受三九天灸的哮喘患者，在冬天的发病次数、频率以及发病时的严重程度都有明显好转。虽然近年来有研究发现治哮喘日常灸与"三伏灸"的效果差异不大，但有临床观察发现，"三九灸"要比日常灸更具疗效，因此，建议哮喘患者抓紧时间坚持做巩固治疗。"天灸"是通过调理脏腑经络来提高免疫力以达到防病治病的目的，非一朝一夕之功。原则上是一个疗程3次，为了加强和巩固疗效，有时会根据具体情况增加1~2次，连续做3个疗程（坚持3年），如果因为特殊情况不能坚持，疗效会打折扣，但对身体没有副作用。

而对于人们关心的同一天何时贴药效果最佳，对于普通人群来说区别不大，但对于慢性病患者，如果时间允许，可在上午11时至下午1时进行贴药，此时人体阳气较盛，药物易尽快渗透进入体内，产生较好的疗效。

【注意事项】

适应证：支气管哮喘、慢性支气管炎、过敏性鼻炎、体虚易感冒；慢性胃肠炎、慢性腹泻；风湿与类风湿性关节炎、强直性脊柱炎；颈肩腰腿痛、胸腹痛等。

禁忌人群：孕妇、恶性肿瘤患者、强过敏体质者、感冒发烧者、患有感染性疾病者。

贴药时间：各大医院由于药物配方有一定的差异，因此贴药时间的长短要求也不同，而且即使是同一医院，成人与小孩的贴药时间长短也不同。患者在贴药时应向医生了解清楚，以确保疗效和贴药安全。

贴后护理：接受天灸治疗后，一般应按规定时间把贴药撕除，如若感到特别灼痛，则可随时撕除。去除贴药后如局部出现水泡乃正常现象，轻者可自抹万花油，若水泡溃破可自行涂碘伏，结痂后待自然去痂，注意预防感染，若局部反应严重，请到医院处理。另外，贴药后8小时内最好不要洗澡。

忌口：贴药后3天内忌食生冷、辛辣等刺激性食物，慎食发物，如牛肉、烧鹅、鸭、花生、豆制品等，戒食鱼虾等易致过敏食物。

坐骨神经痛的治疗方法

坐骨神经痛通常是指由于某种原因的刺激和压迫导致沿坐骨神经走行及分布区的放射痛。主要表现为阵发性或持续性窜痛，夜间尤为明显，疼痛部位多自臀部向大腿后侧、小腿后外侧及足背外侧放射。坐骨神经痛是临床常见病，其特点是病程长、容易复发。坐骨神经痛在体内各种神经痛中居于首位，发病年龄常在20～60岁，其中以40岁左右最多见。坐骨神经痛从西医角度来说尚缺乏有效的治疗方法。根据其临床表现，本病属祖国医学"痹证"范畴，相较于西医，中医在疗效与控制病情复发上有较大的优势。随着对坐骨神经痛发病机制的深入研究，针灸治疗由传统的针刺、灸法、针灸并用转向多种疗法综合运用，且疗效也在不断提高。

（一）中药治疗

目前中医药治疗坐骨神经痛的辨证分型尚无统一标准。但从收集到的文献资料看，一般归纳为风寒湿痹、湿热蕴郁、气滞血瘀、肝肾亏虚等类型。用细辛乌头汤（含细辛、麻黄、制川乌、制草乌、白芍等）为主方治疗本病52例。结果治愈41例，显效7例，好转3例，无效1例，总有效率为98.1%。用补阳还五汤治疗坐骨神经痛43例，气虚者重用黄芪，加党参、白术等；血虚者去红花，加生地、阿胶等；肢体麻木者加鸡血藤、牛膝、桂枝等；肢体拘挛、疼痛者加全蝎、蜈蚣、海风藤等；表证者加柴胡、防风、白芷等。结果痊愈25例，显效10例，有效6例，无效2例。采用通痹汤加减（黄芪、党参、当归、川芎、独活、威灵仙、牛膝、木瓜、全蝎、葛根等）治疗原发性坐骨神经痛30例，结果痊愈13例，显效9例，有效6例，无效2例，总有效率为93.3%。用独活寄生汤合补阳还五汤化裁治疗坐骨神经痛60例。药物组成：独活、桑寄生、秦艽、杜仲、乳香、桂枝、牛膝、当归、熟地黄各15～20克，黄芪30～120克，白芍30～60克，桃仁、红花各15克，血竭10克，川芎、木瓜各15～30克，伸筋草30克。寒痛较甚者加制川乌、制首乌、北细辛、制附片；化热者加忍冬藤、黄柏、知母；虚甚者加鹿角胶、龟胶、阿胶。结果痊愈20例，显效30例，有效8例，无效2例，总有效率达96.7%。用独活寄参汤为基本方（独活、杜仲、牛膝、秦艽、防风、白芍药各9克，桑寄生18克，细辛3克，茯苓、党参、当归各12克，肉桂心1.5克，川芎、甘草各6克，干地黄15克），结合个体差异，加减治疗坐骨神经痛51例，显效37例，好转12例，无效2例，总有效率达96.1%。

（二）针灸疗法

1. 针刺治疗

以循经取穴为主，以经络辨证为辅，治疗腰及下肢后部疼痛，取足太阳膀胱经穴，如肾俞、秩边、承扶、委中、承山、昆仑。下肢外侧痛取少阳胆经穴，如环跳、风市、阳陵泉、绝骨。以针刺得气后有胀、酸、痛感，行提插捻转补泻手法，再留针30分钟，每隔5～6分钟捻转行针1次，每天针刺1次，10天为1个疗程。有效率为87.9%。

2. 电针疗法

取腰阳关、足三里穴，得气后用SHA型多功能针灸仪1或2或3的输出导线，有效极接腰阳关、足三里穴接无关电极，随后按重复频率5～10Hz型键，每次25～40分钟为1个疗程，间隔3～5天，治疗80例，总有效率为97.7%。采用简单随机法，将158例患者分为两组，两组均采用追风透骨丸等基础治疗，治疗组加用针刺。取穴：双侧肾俞、大肠俞，患侧环跳、委中、承山。针刺至得气后接G6805Ⅱ型电针机，选连续波，频率1.5～3Hz，强度以患者能耐受为度。持续电针30分钟。

3. 温针疗法

取主穴：环跳、阳陵泉、委中。配穴：承山、足三里、悬钟、昆仑，酌情配用。将针刺入腧穴得气后，用长2厘米左右的艾条插在针柄上，点燃施灸。待艾条烧完后除去灰烬，将针取出。每日1次，7次为1个疗程。一般需治疗2～3个疗程。58例患者中，治愈41例，占70.7%；显效14例，占24.1%；无效3例，占5.2%。总有效率为94.8%。

4. 穴位注射

针刺前采用经络按诊法，属风寒湿证或气滞血瘀证用泻法，属脾肾阴虚证可行补法，起针后用10%复方当归注射液在每个穴位注射1～2毫升，每日或隔日1次，10次为1个疗程，治疗60例，总有效率为91.7%。

5. 埋线疗法

以埋线疗法治疗坐骨神经痛615例，选沿坐骨神经分布区（臀部、大小腿之后外侧等）压痛点，常见压痛点位于秩边、环跳、承扶、委中、阳陵泉、承山、昆仑等穴，每次埋线疗法一般选点10个左右。615例坐骨神经痛中痊愈526例（85.5%），好转78例（12.7%），无效11例（1.8%），总有效率达98.2%。

6. 针刀疗法

用针刀局封治疗坐骨神经痛60例。皮肤局部常规消毒后用2%利多卡因注射液2毫升加强的松龙注射液25毫克将注射针头顺压痛方向垂直刺入，深达梨状肌，针尖达损伤的梨状肌部位时患者感沿坐骨神经走向有酸胀麻感，即可推药，推药时略改变针尖方向，使药物浸润范围增大，留少量药液边出针边缓缓推注。出针后，将针刀从原进针处缓缓刺入，达梨状肌后，针刀刀口线与梨状肌肌纤维并行作分离。有时刀口触及结节样机化组织，则用刀刃彻底分离该结节，必要时切断其与周围粘连。如遇条索状痉挛肌纤维束和机化组织，用刀刃将其切断，以解除痉挛和松解机化组织。术后随访时间3～6个月，疗效评定优26例，占43.3%；良20例，占33.3%；有效10例，占16.7%；差（较术前无改善）4例，占6.7%。用针刀治疗腰椎间盘突出症的干性坐骨神经痛35例，疗效评定优29例，良6例，差0例。

7. 推拿疗法

用针刺推拿治疗腰椎间盘突出症88例，以坐骨神经痛表现多见，采用先针刺再推拿治疗。

（1）滚法　医者以滚法在患者腰骶部来回滚动约5分钟，并于肾俞、大肠俞等穴处吸定滚各1分钟，然后自臀部沿坐骨神经分布区向下至小腿部来回滚约5分钟，并于环跳、承扶、委中、承山、阳陵泉等穴处吸定各滚1分钟。

（2）按揉法　医者以掌跟按揉法施于腰骶部及下肢后侧坐骨神经分布区约3分钟。

（3）斜扳法　患者侧卧，健肢在下自然伸直，患肢在上屈膝曲髋，医者面对患者，一手肘抵患者臀部，另一手扶患者肩部，双手同时对抗用力扳动，左、右各1次。治疗每天1次，10次为1个疗程，每个疗程间隔3~4天，最多治疗3个疗程后观察疗效。治愈39例，占44.3%；显效36例，占40.9%；好转11例，占12.5%；无效2例，占2.3%；总有效率为97.7%。

8. 火针

以火针淬刺治疗坐骨神经痛患者23例，主穴取环跳、风市、阴市、阳陵泉、绝骨，配穴取腰夹脊、殷门、足三里、承山、昆仑、解溪、阿是穴等，采用28号银柄不锈钢毫针，膝关节以上穴位用1.5寸长毫针，膝关节以下用0.5~1寸长毫针，选定穴位后予以常规消毒，点燃酒精灯并紧靠行针穴位，疾入疾出迅速拔出毫针并用酒精棉球消毒穴位。隔天治疗1次，每7次为1个疗程。23例患者中，痊愈18例，显效4例，无效1例，有效率达95.7%。

9. 刺络拔罐疗法

采用三棱针刺络放血治疗坐骨神经痛收效显著。针刺配合刺血拔罐治疗坐骨神经痛32例，取穴以足太阳膀胱经、足少阳胆经的穴位为主。刺血拔罐意在疏通经络，祛风散寒。现代医学证明，采用放血疗法可加速新陈代谢，刺激末梢神经兴奋，激发神经冲动传导，从而使疼痛的症状迅速改善。取委中、环跳、阿是穴，用三棱针刺破穴位处瘀滞浮络，棉球揉按，用火罐以闪火法吸附于穴位上，留置10~15分钟，5天1次，4次为1个疗程。治疗66例中，治愈41例，显效20例，好转5例，总有效率达100%。

10. 耳压疗法

针刺主穴阳陵泉、环跳、肾俞、昆仑，再将莱菔子或王不留行贴于耳穴的坐骨神经、肾上腺、腰椎等穴，左患取右耳，右患取左耳，总有效率达90%。

坐骨神经痛，根据其临床表现，属祖国医学"痹证"范畴，其病因、病机主要为风寒、湿、邪三气相杂，邪客于经脉，而致经脉拘急，气血运行不畅，不通则痛。因此，活血化瘀、疏通经络为其主要治疗原则。中医药治疗坐骨神经痛疗效显著，近年来复合治疗方法的使用呈现上升趋势，且与单一方法的比较研究开展较多。

但目前仍存在许多问题：诊断和疗效判定标准缺乏客观、统一的标准；现代中医药对该病的辨证分型较多，没有统一的辨证分型标准；研究课题缺乏多中心、大样本的研究，目前课题设计缺乏严谨性，样本少，对远期疗效观察少；预防性治疗少。这些在一定程度上阻碍了中医药治疗坐骨神经痛的前进步伐。随着对坐骨神经痛发病机制认识的深入研究，针灸治疗由传统的针刺、灸法、针灸并用转向多种疗法综合运用，且疗效也在不断提高。尽管传统的治疗方法已经取得较为满意的疗效，但配合现代先进科技的综合疗法的优势已愈加明显。这些方法的采用表明，针灸治疗坐骨神经痛正伴随病因病机认识的深入及科技的进步向前迈进。

颈肩综合征

　　小林是一位27岁的白领，每天要在电脑前待上十几个小时。近日由于气温慢慢上升，办公室里的空调全开了，那些男士们还喜欢把温度调得低低的。昨晚下班后她感到自己的肩膀酸痛发硬，颈、肩、背就像驮了块钢板一样。这并不是练成了传说中的"铜墙铁壁"，而是患上了一种常见的疾病——颈肩综合征。

　　颈肩综合征也称颈肩肌筋膜炎，过去是40岁以上中老年人的常见病，主要由慢性劳损或颈椎退行性改变引起。但近年来，发患者群有低龄化的趋势，尤其多发于长期伏案工作的人士。这是由于他们的颈背部肌肉长时间处于持续紧张状态，使周围软组织充血水肿，产生无菌性炎症，日久天长便会成为慢性劳损；加上工作环境中空调温度过低，使机体局部血液循环障碍，局部代谢产物滞留，诱发因素便也具备充分了。

　　该病属中医"背痛""痹证"的范畴，是由于肩背部感受风寒湿邪，导致气血瘀滞，脉络不通而形成。"不通则痛"，在急性期，患者颈背肩部软组织发紧、疼痛，有时会有局部发凉、麻木，颈部活动受限，有局限性压痛，少数患者颈肩部疼痛难忍、肿胀。

　　临床上，中医以外治法为主，病变局部和相关穴位的针刺、火针、温灸、推拿、拔火罐都是十分常用的治疗方法。另外，穴位注射、刺血、整脊疗法等也是可供选择的很好治疗手段。根据患者的体质，配合内服药物往往可以缩短疗程，减轻痛苦，消炎镇痛药如吲哚美辛、布洛芬、芬必得，维生素类药物如维生素E及B$_1$，可行封闭疗法缓解疼痛。

那么，颈肩综合征应该怎样预防呢？当症状已经开始出现时，我们又能为自己做些什么？相信以下方法可给您帮助。

（一）预防方法

首先是要避免空调或风扇直接对着人体吹，在有空调的房间里可以多穿一件衣服以御寒，特别是颈肩部应注意保暖。

掌握正确的坐姿和手部姿势。尽量避免长时间操作电脑。如果你的工作离不开电脑，那么要做到每小时休息5~10分钟，活动一下颈肩部和手腕。

电脑桌上键盘和鼠标的高度，应当稍低于你坐姿时肘部的高度。这样才能最大限度地减少操作电脑时对腰背、颈部肌肉和手部肌肉腱鞘等部位的损伤。

显示屏与视线平齐，以保证颈部血液循环通畅，减少因颈肩肌肉紧张而引起的疲劳。

不要让手臂悬空。有条件的话，使用手臂支撑架，可以放松肩膀的肌肉。

多做颈肩部活动。

睡觉时，枕头不能太高。

（二）治疗方法

①双侧手心相对置于身后，十指交叉，然后反转，用力向下向外推出，连续5次。②耸肩5次，然后双手揉肩3分钟。③双臂向前伸直，手心相对，缓慢以最大幅度向两侧分开，并伴随头向一侧后仰，再向另一侧后仰，连续10次。

是颈椎病还是颈肩肌筋膜炎

"颈椎病越来越年轻化，并且以都市白领居多！"十个办公族，九个脖子痛，皆因"颈椎病"发出了危险信号！颈椎病不再是老年人的"专利"，小学生落枕也患"颈椎病"……

"白骨精"脖子痛，多数伤"筋"不伤"骨"。

（一）小心各类防治颈椎病产品忽悠人

埋头苦干白领族，十有八九"脖子痛"。

"医生，我最近工作太忙，脖子僵硬酸痛，是不是得了颈椎病啊？"如今，在骨科和针灸科门诊，医生经常会遇到这类一开口就推断自己颈椎有毛病的年轻白领。

这类被称为"白骨精"的白领、骨干、精英们工作都很忙，每天进入办公室即使不在电脑前一坐就是几个小时，也会伏案埋头苦干；碰到出差当起"空中飞人"或是坐在车里，行色匆匆疲劳过度的"白骨精"们经常会没任何防护就耷拉着脑袋打起盹来。等到回家才感到肩膀和脖子僵硬酸痛，头一扭"咔咔"作响，甚至还犯晕。

许多"体贴"的商家也适时推出各种防治颈椎病的产品，如钛项圈、万能枕、颈椎治疗仪等。一些江湖游医则很有"默契"地提供起多种免费诊断，并不时提醒白领们"不及时治疗很可能会瘫痪甚至成'废人'"。他们引用某项调查，称"20年来，颈椎病高发年龄已从55岁跌至39岁"，由此得出结论：颈椎病已明显年轻化！

其实，出现症状时无须过分恐慌，及时休息并用活络油擦一擦，按摩一下，适当做些运动，让颈肌得到充分的放松即可缓解。千万莫被各类夸大其词的保健宣传忽悠！

（二）"白骨精"脖子痛，颈肌劳损是祸因

颈椎病年轻化？这"帽子"也未免戴得太早太宽了！在教学或临床上，大多数医生都不会随便说这种话，因为到目前为止并没有正规的流行病学调查数据足以证明。光凭一些极端的个案做揣测就下吓人的结论，不太负责任。绝大多数年轻人所谓的脖子痛，伤在颈肌和筋膜而非颈椎骨，准确地说，应该称之为颈肩肌筋膜炎，并不是颈椎间盘及椎间关节退变导致的颈部脊髓、神经根、交感神经及椎动脉损害，因此并非颈椎病！

颈肩肌筋膜炎的明确诊断在20世纪80年代就有了，在习惯埋头苦干、严重缺乏锻炼的年轻白领身上确实比较多见。我们的颈椎被肌肉和韧带包围，在工作中长期保持伏案姿势的年轻白领或低头工作族，其颈部的肌群容易僵硬，过度的劳损造成肌肉的伸张功能失调，使颈部活动出现障碍，同时还伴有麻、胀、酸、痛或沉重的感觉，但绝大多数并没有伤到颈椎。出现这种症状时，可适当休息或用活络油擦一擦，按摩一下，并做些适当的运动，及时让颈肌得到充分的放松，无须恐慌会从此颈椎病缠身。当然，如果积劳成疾，到一定的年龄，颈肌严重劳损也可能会"绑架"颈椎出现病理性变化，但这种量变到质变有一个长期的过程，在年轻人中极为少见，一般要到四五十岁才会真正出现。

（三）加强自我保健，远离各类颈源性疾病

年轻白领想摆脱脖子痛的困扰，远离各种颈源性的疾病，其实最有效的做法还是加强自我保健。习惯埋头工作的白领应有意识地提醒自己挺胸抬头，即使一时半会儿未能完全改变这种习惯，也要注意伏案个把小时后要起来休息一次，耸耸肩、昂昂头，做做头部"米字操"，或双手交叉用适当的力度拍打肩颈，让肩颈部的肌群得到充分的放松，这对预防颈肩肌

筋膜炎或是上了年纪后可能出现的颈椎病都会很有帮助。

另外，每周腾出时间适当运动，锻炼颈肌，并尽量避免生活中一些不良的习惯也很关键。

【运动贴士】首选游泳、打羽毛球、放风筝。

游泳：水中浮力减少了颈部的压力，而且在游泳过程中，头常向上抬，颈肌能得到很好的锻炼。

打羽毛球：头常后昂，挥拍动作又能带动肩颈肌群同时得到锻炼。

放风筝：除了需挺胸抬头，还常要左顾右盼，有利于锻炼颈部的肌张力，可预防颈椎的退化和颈部韧带的老化。

【生活贴士】注意颈部保暖，别信高枕无忧。

保暖：天寒时穿高领衣服盖厚被子一般不成问题，反而是在温度多变的冬春季节更替之际，一些上衣低领、脖颈裸露过度的女性容易保暖不足；另外，夏天一般衣衫单薄，在空调房里，颈部肌肉也容易因冷气刺激过度出现血循环不畅甚至僵硬、酸痛和痉挛。建议喜欢穿低领衣服甚至露背装的女性，即使夏天，在空调房里也要常备一条围巾适当给颈部保暖。

枕头：虽然不必迷信各种功能枕甚至"万能枕"，但枕头的高度要适当注意，并非像俗话所说的"高枕可无忧"。枕头应与颈部的生理曲度相吻合，一般成人所需的高度在10～15厘米，过高容易使颈椎的生理曲度向反方向改变，长期使用同样可致颈部劳损。另外，枕枕头也有讲究，正确的方式是枕颈而非枕头，以免让后颈肌长期处于紧张状态，造成颈肩部慢性劳损。无论用哪种枕头，较理想的状态是，枕上后能让颈后肌处于松弛的状态。

脖子痛是颈椎病吗

（一）常落枕？换个枕头！

小宋是一名码农（软件工程师），每天基本是只见电脑不见人。今晨起床后，他感觉颈部僵硬疼痛、脖子转不过来。"经验"丰富的他知道：又落枕了。由于疼得厉害，而且落枕有点频繁，小宋到医院做了详细的检查，颈椎X线片和磁共振检查都显示，颈椎没有什么问题。

落枕，又称失枕，很多人都有过小宋的痛苦经历。

气温降低时，夜间寒冷，睡觉时把肩膀和脖子露在外面的话，颈部肌肉受寒；睡觉姿势不良，或是枕头太高，颈部肌肉长时间过分牵拉会引起痉挛疼痛，活动不利，这些都是落枕的原因。

落枕应以预防为主。保持正确的睡眠姿势非常重要。睡眠应以平卧为主，侧卧为辅。趴在桌上午睡，或者倚靠公交车车窗睡觉，脖子都容易不舒服。

如果落枕有点频繁，应看看要不要换个枕头。由于各人的体型不一，枕头的高度应因人而异。平卧时，枕头压实后的高度一般为一拳高；侧卧时，则应再高两指。躺下后，觉得颈部有支持感，不悬空就差不多。

另外，脖子冻不得。睡觉时，颈部别对着风扇、空调风口，被子应盖到肩部以上。需要的话，颈部上多加一条毛巾保暖。

（二）落枕？常按落枕穴！

落枕穴位于手背第二、三掌骨间，掌指关节后约1厘米处，也称外劳宫穴，与手心的内劳宫穴相对。用对侧食指、拇指对掐内外劳宫穴，以局部有酸胀感为佳，每次10～15分钟。同时，缓慢向前、后、左、右活动颈部，随着指压力度加大、疼痛缓解，活动幅度可逐渐加大。

（三）颈椎病

一日，陈先生独自驾车时，突然感到心慌心悸、胸闷、惊恐。他担心是心脏病发作，立即把车停在路边，拨打了急救电话120。经过一系列检查，发现其心脏并没有问题，颈椎病才是元凶。

提起颈椎病，许多人想到的是颈部疼痛。为什么颈椎病也会引起胸闷、心悸？

其实，颈椎病有6种分型，分别是颈型、神经根型、椎动脉型、交感型、脊髓型和混合型颈椎病。除了颈项疼痛，各型的颈椎病有不同的症状，比如神经根型症状以神经根卡压引起的肢体麻木为主，椎动脉型症状以椎动脉供血不足引起的眩晕为主，交感型则以交感神经受刺激引起的胸闷、胸痛、期前收缩等症状为主。后者的症状容易被误认为是冠心病，陈先生就属于这种情况。

颈椎病要比落枕、颈肌筋膜炎严重，病程长，治疗难度大。轻者头晕、头痛、颈部疼痛、上肢麻木乏力，重者甚至可导致瘫痪。

得了颈椎病，盲目进行颈部锻炼可能会加重病情，必须及时就医。大部分颈椎病可以通过保守治疗缓解，少部分特别是脊髓型颈椎病，则需通过手术治疗。

落枕虽然不属于颈椎病，但它会加重颈椎病病情，因此颈椎病患者更要注意防护。

颈椎病、腰椎间盘突出症健康知识

（一）什么是颈椎病

颈椎病是主要由于颈椎长期慢性劳损、骨质增生，或椎间盘脱出、韧带增厚，刺激或压迫颈椎脊髓、神经根、椎动脉或交感神经，出现一系列功能障碍的临床综合征。根据其发病的不同症状，颈椎病可分为颈型、神经根型、椎动脉型、交感型、脊髓型、混合型六种。轻者头、颈、臂、手、上胸背、心前区疼痛或麻木，重者可出现四肢瘫痪、截瘫、偏瘫、大小便失禁。

（二）什么是腰椎间盘突出症

腰椎间盘突出症主要是由于腰椎间盘各部分（髓核、纤维环及软骨），尤其是髓核有不同程度的退行性改变后，在外界因素的作用下，椎间盘的纤维环破裂，髓核组织从破裂之处突出（或脱出）于后方或椎管内，导致相邻的组织，如脊神经根、脊髓等遭受刺激或压迫，从而产生腰部疼痛及下肢麻木、疼痛，马尾神经受压会出现会阴部麻木、刺痛、大小便功能障碍，严重者出现大小便失控及双下肢不全性瘫痪等临床症状。其疼痛的特点有：放射痛沿坐骨神经传导，从大腿后侧直达小腿外侧、足背；咳嗽、喷嚏和排便等，都可加重腰痛和放射痛；活动时疼痛加剧，休息后减轻。

（三）颈椎病健康指导

避免损伤。乘车时要坐稳或站稳，随时注意拐弯或突然停车时破坏身体重心，对颈椎造成损害。

注意保暖，应在气候变化时注意增加衣服，冬天宜穿高领衣服或系围巾，注意颈部保暖。

平时睡眠。枕头高低要适中，颈部勿受风寒，预防落枕。

改变坐姿。工作中应适当改变坐姿，或向相反的方向活动数次。坐位时，坐靠背椅可协助支撑脊柱。

适当运动颈部。每天可有意识地运动颈部2～3遍，每遍前屈、后伸、左侧头、右侧头、旋转各3次，注意用力轻柔，不用暴力，可反复2～3遍。

（四）腰椎间盘突出症健康指导

改善腰部姿势。搬运重物时，各肌肉、关节运动协调配合；拾物时以下蹲代替弯腰，避免大幅度地屈伸腰部；避免在腰部侧弯、扭转姿势下用力。

定期放松腰肌。每工作1小时应适当地活动腰部，或做体操，减轻腰部的疲劳。

及时治疗腰痛。平素经常腰痛的患者，应查明腰痛的原因，及时治疗，减少腰椎间盘突出症的发病率。

加强腰、腹部肌肉锻炼，可增加腰椎的稳定性，减轻腰椎负荷，对腰椎间盘突出有保护作用。

注意腰部保暖，可用热敷散或热水袋外敷。

 压灸百会穴为主治疗椎动脉型颈椎病

椎动脉型颈椎病是指以颈椎及其椎间盘退行性病变为主的组织对颈部脊髓、神经、血管、软组织构成压迫或刺激，从而引起椎基底动脉系缺血而出现头痛、眩晕、耳鸣、呕吐、视力障碍、猝倒等一系列症状。本病当属祖国医学的"眩晕""头痛""项强""颈肩痛"等范畴。其病多属虚证，总因人体上气不足，督脉阳虚，气血不能上荣，瘀滞留着，痰湿停聚，风寒湿邪内侵，经气运行受阻，脑失所养所致。

我们从临床资料中认识，肝肾亏虚、气血不足是椎动脉型颈椎病的病理基础，督脉阳气虚衰是椎动脉型颈椎病形成的重要原因，阳虚痰瘀阻络是椎动脉型颈椎病的病理结果。因此，振复阳气、温经通络是治疗本病的关键。压灸百会穴具有振复阳气、补益脑髓、升清降浊、活血通络、温经通痹之功，针对椎动脉型颈椎病的病因病机，调整患者督脉阳气，缓解椎动脉型颈椎病患者的头晕、恶心、呕吐、颈项强痛、周身冷汗、精神萎靡、面色苍白、腰膝酸软等症状。

（一）基本方法

用压灸百会穴加颈部病变椎体夹脊穴电针和针刺风池穴（双侧）的方法来治疗。先以万花油涂抹患者百会穴处，再以0.5克松子大艾柱直接灸，熏灸至约剩下1/3高度、有灼热感时将艾柱压熄，使热力缓缓透进穴内并向四周放射，每次5壮；灸后取俯伏位，取颈部病变椎体夹脊穴，用1.5寸毫针斜刺

0.5～1.0寸，各穴得气后加脉冲电流，选用疏密波，每次30分钟；风池穴（双）用1.5寸毫针向鼻尖方向斜刺0.8～1.0寸。以上治疗均每天1次，一周为1个疗程，治疗3个疗程后统计疗效。

治疗期间，嘱患者每天自行作"犀牛望月"颈部功能锻炼3次，每次5分钟，方法如下：头颈部后仰呈抬头望月式，然后以两手掌小鱼际部位沿颈两侧作自我搓动4～6次，再以拇指、食指于颈肩斜方肌处作捏拿动作，反复4～6次。

（二）临床体会

将椎动脉型颈椎病辨证分为四个证型，虚证占总数的64.7%，其中气血两虚型患者占29.4%，肾阳不足占35.3%；虚实夹杂占35.3%，其中气虚血瘀占14.7%，气虚痰凝占20.6%。34例中气血两虚与气虚血瘀疗效最佳，治愈率均为100%；气虚痰凝与肾阳不足疗效较差，治愈率分别为57.2%及50%。

（三）讨论

百会在巅之正中，别名三阳五会，属督脉。督脉总督全身之阳，统帅诸经，使脉道通利，清阳得升，气血上注于头。《针灸大成》记载，"百会……主头痛目眩，百病皆治"，艾炷灸百会可振复阳气、补益脑髓、升清降浊、温经活血，为治疗眩晕之要穴，配以独特的压灸方法，更能振奋阳气、散寒化湿、醒脑开窍。夹脊穴位于督脉和足太阳膀胱经之间，与全身经络脏腑存在广泛联系。华佗选用《黄帝内经》中的夹脊穴，用灸法治疗"脚蹩不能行"。椎动脉型颈椎病病位在颈项，为督脉所过部位，故针刺选穴以颈夹脊穴为主，可获调和经络气血、平衡阴阳之功。

研究表明，针刺颈夹脊可以增大椎动脉直径，增快收缩期峰值血流速度。其作用机理可能是针刺颈夹脊后，通过改善颈部椎枕肌群的紧张状态，调节椎体和椎间盘的位置，缓解或解除椎动脉的压迫，降低交感神经的兴奋性，从而达到改善椎基动脉血供、前庭功能及平眩止晕之目的。风池为手足少阳、阳维脉交会穴，是治风要穴。《通玄指要赋》曰："头晕目眩，要觅于风池。"现代研究认为，针刺风池对脑血管有解痉、扩张的作用，可以改善脑动脉的弹性和紧张度。因此，针刺风池、华佗夹脊穴能疏通经络、调畅局部气血运行。

灸法是借灸火的温和热力以及药物的作用，增加局部病变软组织的供血，改善局部微循环，消除水肿，从而消除无菌性炎症，缓解软组织受压，有助于恢复椎基底动脉对脑干的供血而达到治疗目的。将压灸百会穴应用于临床，从辨证与辨病结合着眼，佐以针刺风池穴及颈段夹脊穴，治疗期间配合加强颈部功能锻炼以活血祛瘀，温经通络，两者相得益彰，效果更佳，有明显改善肝肾亏虚，气血不足及督脉阳气虚衰的作用，其疗效肯定。说明压灸百会穴对改善患者临床症状，提高患者生存质量都有良好作用，而且无药物的毒副作用，这也是针灸治疗该病的优势所在。

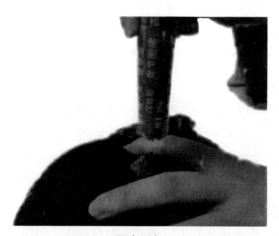

百会压灸

颞下颌关节紊乱综合征的诊断治疗

患者询问："最近我一张嘴，就能听到'咯噔'的响声，这到底是怎么回事？" 张嘴听到"咯噔"响声是颞下颌关节紊乱综合征（以下简称"颞下颌紊乱"）的表现之一，很多人在打哈欠、唱歌时嘴张得过大或吃太硬的食物时，感觉颞下颌关节处有响声，甚至疼痛，其实都是颞下颌紊乱惹的祸。此病有一定自愈性，症状轻微时可暂不理会，一旦感到症状加重则应立即就医，否则病情会加重，最严重时可能导致张不开嘴甚至颞下颌关节脱位。

（一）最难忍的是并发症

很多读者对于"颞下颌紊乱"并不熟悉，但其症状很常见。颞下颌紊乱通常表现为三类症状：一是颞下颌关节疼痛，张口或咬东西时疼痛加剧，咬硬物时疼痛更甚；二是颞下颌关节出现响声，张口时自己可听到；三是出现运动障碍，即不能咬合或张不开嘴。除此以外，患者可能还会出现一些并发症，如头晕、失眠、精神不在状态、烦躁等问题。而患者由于对此病认识不足，所以来就医的多不是因为颞下颌关节本身，而是因为其并发症引发的不适。

如果因认识不足而无法及时就医，是否会影响治疗效果呢？其实，颞下颌紊乱有一定的自愈倾向，如果症状较轻（偶尔出现响声、无疼痛症状），只要注意在生活中对颞下颌关节进行保护，其紊乱症状多数会自行痊愈。但如果疼痛明显，且经常出现响声，甚至有逐渐加重的趋势，那么建议及时就医。拖延不治很可能会发展至张不开口，最严重时会导致颞下颌关节脱位（即下巴掉下来）。一旦出现脱位，很可能出现习惯性脱位，从而影响以后的生活质量。

（二）如何预防颞下颌紊乱

虽然在颞下颌关节出现响声时基本上可以确认是颞下颌关节紊乱，但是其病因有待考证。其中，特别是因为炎症（如中耳炎诱发等）、局部肿物、鼻咽癌转移或鼻咽癌放疗影响所致的颞下颌紊乱，要及时治疗原发病，否则，不仅颞下颌关节的问题无法解决，反而可能会加重原有病情。

除此以外，颞下颌紊乱的病因首先应考虑外伤，如摔伤、撞伤、碰伤等，咬过硬的食物以及骨头等也可能造成颞下颌关节损伤。所以在平时生活中，从预防以及愈后保健角度都要注意避免外伤。与此同时，精神以及情绪方面的问题与颞下颌紊乱互相影响，情绪低沉、消极既是诱因也是症状，且与颞下颌关节紊乱的病情互相加重，所以，保持愉悦的心情、积极的生活态度对于保护颞下颌关节至关重要。另外，生活习惯也是诱因之一，不少新闻媒体曾报道过打哈欠或大笑导致下巴脱臼的事件，大多读者看完一笑了之，但其实老人要格外注意，打哈欠时不宜动作过大，避免笑的幅度过大、大笑不止以及唱歌嘴型太大等，否则真的可能出现颞下颌紊乱。需要提醒的是，出门戴口罩使颞下颌关节不受风寒，也可以有效预防颞下颌紊乱。

（三）针灸少阳经有效治疗颞下颌紊乱

一般来说，对于颞下颌紊乱的治疗有消炎止痛以及激素治疗等常规手段，但我更加推荐中医特色疗法——针灸。选择疼痛侧颞下颌关节局部周围穴位，一般选择少阳经上的穴位，如听会穴、下关穴、风池穴等，用电针或火针针灸。如果怕痛的话，也可以采用通络止痛的药物实行穴位贴药或是隔姜灸，以上治疗都需要在专业医生的帮助下进行。另外，如果症状很轻，也可以在家中做艾灸，熏耳朵周围的关节，能够准确找到穴位的患者也可以选取少阳经穴位进行艾灸。

针对疱疹，灸治可除

带状疱疹病毒是天生的潜伏高手，而且渗透得很深——它隐藏在脊髓后根或脑神经节内，当人体防备松懈（免疫功能低下）时就出来兴风作浪。被激活的带状疱疹病毒沿着感觉神经通路到达皮肤"招兵买马"（大量复制），引起该神经支配区域出现皮疹，也就是带状疱疹，中医叫"缠腰火龙""缠腰火丹"。

别以为它只是在皮肤上弄出几个水疱，其实它直接威胁到人体的神经细胞。带状疱疹病毒可以引起神经细胞发炎和坏死，从而导致剧烈的神经痛。即使皮肤的问题解决了，30%～50%的中老年患者还会遗留顽固性神经痛，持续数月甚至更久。

（一）小心误诊

带状疱疹引起的神经痛也很具迷惑性，有时很难分辨。

一位患者经常感到左侧面部刀割火烧般的疼痛，有时即使吃了止痛药也彻夜难眠。去医院看病时，医生怀疑是三叉神经痛，但后来得知她曾经患过带状疱疹，又说可能是带状疱疹后神经痛，要进一步检查后才能确定。

这种情况在临床上经常碰到，因为神经痛可以在皮疹出现前、出现时和消退后出现，当神经痛不与皮疹同时发生时就容易与其他疾病混淆。

带状疱疹早期临床症状不典型是误诊的最主要原因。带状疱疹潜伏期5～12天，常有皮肤瘙痒、感觉过敏、针刺感或烧灼样痛等前驱症状。早期皮疹还没有出现，或者无疹型带状疱疹，当以神经痛为症状就诊于相关科室时，患者易被误诊为原发性的三叉神经痛、偏头痛、心绞痛、腰椎间盘突出症、坐骨神经痛等，甚至因怀疑是急腹症而行剖腹探查。所以，对不能确诊但高度疑似病例应尽快请相关科室会诊，以明确诊断，及时治疗。

而对于带状疱疹后神经痛患者，如果病史较长，皮肤上的疱疹已经消失，也容易导致误诊。此时，应向医师说明带状疱疹病史，以作为医师诊断的依据。医生则应详细询问患者，仔细查体，尽量做出准确的诊断。例如一位患者8年前颈部出过带状疱疹，之后颈部一直疼痛不适，如果医生不知道该病史就很可能会误诊为颈椎病。

（二）针灸止痛

带状疱疹后神经痛治疗方法很多，但不论何种方法，及时治疗是关键，因为一旦确诊且超过6个月就会成为一种难治性疾病。以下重点介绍几种常用针灸治疗方法。

1. 火针治疗

火针在北方常用于治疗寒痹之症，在南方则还可用来治疗痛症，疗效不错。方法是用烧至白炽的火针刺入之前皮损部位周围以及龙头、体、尾等部位（龙头是指疱疹延伸方向之端，龙尾则指疱疹最先出现处）。治疗前要对施针部位消毒，操作过程中则要掌握好火针刺入的深浅度，并注意保护好针孔，防止感染，忌食腥、膻、辛辣、酒等刺激性食物。

2. 皮肤针叩刺

疱疹局部消毒然后用一次性梅花针叩刺，由轻到重、由点到面，超过疱疹面1~2厘米，于先发疱疹或疱疹最密集部位重叩，以周围皮肤充血或微出血为度，每日1~2次。

3. 刺络拔罐放血

用采血针或一次性注射针头点刺疱疹分布区，视疱疹面积的大小决定点刺数量，重点在龙头、龙尾部位。将疱疹刺破后，随即在点刺处用闪火法拔火罐，以拔罐后皮肤表面呈黯紫红色并伴有少量出血为宜，出血量以2~5毫升为度，留罐10分钟。起罐后用消毒干棉球擦去吸出的疱液及血液，一般不外敷药物，尽量暴露皮损部位。注意不要沾水，以防感染。

带状疱疹与神经痛

带状疱疹，中医称为"缠腰火龙""缠腰火丹"。民间俗称"蛇丹""蜘蛛疮"。带状疱疹的特点是，沿神经的走向分布，皮肤上的疱呈一长串，宛如长蛇盘于身体，所以中医称之为"蛇丹"。由于它常发生于胸背部，沿着肋间神经的走向分布，绕腰而生，累累如珠，外形像一条龙盘缠身体，所以民间也称它为"缠腰龙"。病变部位的皮肤有灼热、刺痛感，数天后会出现密集的小水疱，水疱透明澄清，晶莹剔透，疱壁紧张发亮，周围皮肤发红，病变部位如火烧灼一般疼痛，所以俗称为"火丹"。由于带状疱疹发病较急，疼痛较剧，且在发病之初不断有新疹出现，真如龙蛇爬行一般，有些患者会感到恐惧。而且在民间还流传这样一种说法，即"缠腰龙"如果在腰上缠绕一圈就会死人，这是毫无科学根据的。本病是由带状疱疹病毒引起的，皮损常沿某一周围神经单侧分布，一般不超过体表正中线，更不会围成一圈。除常见于腰、腹部外，还可发生于胸部、四肢、颈部、耳、鼻、眼、口腔等。少数严重者可发生带状疱疹性脑膜脑炎以及胃肠道或泌尿道带状疱疹。而且30%～50%的中老年患者于带状疱疹消退后可遗留顽固性神经痛，常持续数月或更久。

带状疱疹神经痛与临床上某些疾病症状相似，怎样才能在早期做出正确的诊断呢？有位朋友曾问过我这样一个问题：有位老年患者因单侧面部疼痛前来咨询，医生怀疑是三叉神经痛，但因患者曾患带状疱疹，医生就不能确诊了。三叉神经痛是发生在头面部三叉神经分布区域内，发病骤发、骤停，呈闪电样、刀割样、烧灼样的难以忍受的剧烈性疼痛，发病前并无疱疹出现。而带状疱疹神经痛有明确病史，就是发生于疱疹之后的疼痛。三叉神经的眼支最易受累，可伴有角膜的疱疹。

带状疱疹还需与单纯疱疹相鉴别，单纯疱疹通常有在同一部位，有多次复发的病史，而无明显免疫缺陷的带状疱疹患者不出现这种现象。从水疱液中分离病毒或检测水痘—带状疱疹病毒、单纯疱疹病毒抗原或DNA是鉴别诊断可靠的方法。

中风健康知识

（一）中风是什么病

"中风"是中医学的一个病名，是人们对急性脑血管疾病的一个统称。它以猝然昏倒、不省人事、伴发口眼歪斜、语言不利、半身不遂为主要特征。也有不经昏倒突然出现半身不遂的患者。临床上一般把中风分为两大类：一类是出血性中风，包括脑出血及蛛网膜下腔出血；另一类是缺血性中风，包括腔隙性脑梗死、脑血栓、脑栓塞等。

（二）中风的致病因素

中风的致病因素包括高危人群、吸烟、饮酒、心理因素、劳累、气候及饮食不节。

高血压患者、动脉粥样硬化患者、糖尿病患者。

吸烟可引起脑血管变硬，失去弹性，容易发生脑溢血。

长期大量饮酒，引起的动脉硬化症后可发展到脑动脉硬化。

怒、喜、思、悲、恐过度，特别是暴怒，是最常见的诱因。

用脑过度和劳累过度易导致中风。

气温过高或天气骤然变化时易发生中风。

过分贪吃、多食，摄入高脂肪、高胆固醇、高盐饮食。

（三）中风患者预防复发注意事项

中风（脑血管意外）是危害人类健康的三大杀手之一，在所有疾病中，其致残率高居第一。中风一旦发病，再发率很高，再次中风的患者预后更差，70%～80%常导致严重残疾或死亡。因此，中风病的预防显得特别重要，应注意以下几点：

警惕早期症状。如突然出现头痛、头晕、说话不清、手指活动不灵、偏侧肢体麻木等症状。

消除内在病理因素。如高血压、动脉硬化、心脏病、糖尿病、高脂血症等，应积极治疗、定期体检。特别是高血压，不论有无不适症状，都应坚持长期监控、正规治疗，使血压控制在正常范围内。

避免诱发因素。如保持乐观情绪和良好的心理状态；保持大便通畅；节制性生活；注意气候剧变的影响，冬季气温骤降易使血管收缩、小动脉持续痉挛、血压升高；夏季则出汗多、血液浓缩、黏滞度增加，可诱发脑血栓形成。

建立合理的饮食习惯，注意饮食的营养结构，科学合理地安排饮食。食量应适当，不可过饱过饥。戒除烟酒等不良嗜好。

结合自身情况，开展适当体育锻炼，增强体质，提高抗病能力。

定期复诊，最好每月复诊一次。建议每半年至一年能入院全面复查，主要对血压、血糖、血脂及凝血功能等进行复查，并进行全面调养以预防复发。

中风的饮食疗法

　　中风的中药治疗需要辨证施治，同是中风，因其证型不同，治疗药物也不同，这是祖国医学治病的精华。中风的饮食治疗与药物治疗一样，同样要根据不同的证型，选择不同的食疗处方，使之收到更理想的效果。

（一）肝肾阴虚

　　1. 土茯苓炖乌龟

　　【配方】土茯苓30克（生用100克），乌龟1只（约300克），猪瘦肉60克。

　　【用法】将乌龟宰杀去肠杂及膜，切成小块，土茯苓、猪瘦肉切块，同放入炖盅内，加适量清水，加盖封实，放入锅内慢火炖4～5小时，食用前加少许食盐及调味品。

　　【功效】本方可以养阴、清热祛湿，适用于治疗素体阴虚，自觉腰酸、头晕、口干口渴、夜梦多；中风后下焦湿热，症见腰酸、小便不畅、下腹部胀坠感、妇女白带过多、舌红苔黄腻；也适用于糖尿病、皮肤瘙痒。

　　2. 淮杞甲鱼汤

　　【配方】淮山30克，枸杞子15克，甲鱼1只（约300克），生姜2片，酒1匙，盐少许。

　　【用法】淮山、枸杞子洗净，甲鱼宰杀后去甲膜、内脏，将淮山、枸杞子、甲鱼、生姜、酒同放入锅内，加适量清水，武火煮沸后，文火炖2～3小时，加少许食盐调味，饮汤食肉。

【功效】本方可以滋阴补肾，适用于阴虚体质，症见腰膝酸软乏力、口干多梦、舌红少苔、脉细数、眩晕耳鸣，也适用于中风后腰酸无力、心神不宁、失眠多梦、头眩头痛。

3. 虫草炖水鸭

【配方】冬虫夏草10克，水鸭1只（约1 000克），姜、葱白、盐各少许。

【用法】冬虫夏草洗净，水鸭宰杀后去毛及内脏，将虫草、姜、葱白放入鸭腹内，以竹签缝好切口，放入炖盅内，放适量清水，隔水炖3小时，加少许食盐调味，饮汤吃鸭肉。

【功效】本方可以滋阴益精，适用于素体虚弱或中风后腰膝酸软乏力、头晕耳鸣，或肺肾两虚，症见气虚自汗、动则气喘、容易感冒、久咳不愈。

4. 金针炖甲鱼

【配方】甲鱼1只（约500克），金针菜30克，木耳15克，猪瘦肉100克，食盐少许。

【用法】金针菜、木耳洗净，猪瘦肉洗净，切件，甲鱼用热水烫，剖开，去内脏，洗净斩件。将全部用料放入炖盅内，加开水适量，加盖，隔水炖2～3小时，加少许食盐调味，即可食用。

【功效】本方可以养阴清热，适用于素体阴虚内热，症见心烦失眠、口干梦多、午后低热、虚烦盗汗、舌红少苔、脉细数；中风偏瘫、失眠多梦、大便干结、烦躁不宁。

5. 香蕉冰糖汤

【配方】香蕉5个，冰糖适量，陈皮1片。

【用法】香蕉剥皮，切段，陈皮浸软，将香蕉、陈皮放入锅内，加清水适量，文火煮沸5分钟，再加冰糖，煮沸至糖溶即成。

【功效】本方可以滋阴通便，适用于素体阴虚，神疲消瘦、习惯性大便秘结、口干舌燥、咽喉干痛；中风后遗症长期卧床不起，大便干结难解、舌红少苔、脉细。

6. 天冬生地猪肝汤

【配方】猪肝、猪瘦肉各100克，生地30克，天冬15克，陈皮1小片。

【用法】生地洗净，切小片，天冬洗净，去芯，陈皮洗净，清水浸软去白，猪肝、猪瘦肉洗净，切薄片，用调味料腌15分钟。将生地、天冬、陈皮放入锅内，加清水适量，煲沸后改文火煮30分钟，放入猪肝、猪瘦肉煲30分钟，加少许食盐，即可食用。

【功效】本方可以养阴、清热、生津，适用于中风，症见心烦不眠、躁动不安、口干口渴、大便干结、头晕目眩、目赤流泪、舌质红、少苔、脉数。

（二）肝阳上亢

1. 决明子海带汤

【配方】海带30克（干品），草决明15克，猪瘦肉150克，食盐少许。

【用法】海带洗净，切段，浸泡，草决明洗净，猪瘦肉洗净，切块，将全部用料放入锅内，加适量清水，文火煮2小时，去渣，加少许食盐调味，即可食用。

【功效】本方可以清肝明目，化痰降压，适于治疗：肝阳上亢的眩晕、头痛、偏头痛，舌边红、苔黄、脉弦数；中风眩晕、仆倒、一侧肢体偏瘫；老年人高血压头痛、视物昏花；糖尿病、白内障等。

2. 豆腐汤

【配方】豆腐200克，黄骨鱼250克，芫荽、生姜、食盐各少许。

【用法】将芫荽、生姜洗净，黄骨鱼宰杀后去肠杂。起油锅，入黄骨鱼煎熟即可，再放入豆腐、生姜，加适量清水同煮半小时，入芫荽及食盐，即可食用。

【功效】本方可平肝潜阳、清热通便，适用于治疗：肝阳上亢出现的头痛、头眩、耳鸣、视物昏花、目赤、大便秘结、小便短赤；中风后出现神志不清、呼吸气粗、口干口臭、头痛、大便不通、舌红、苔黄、脉弦数；高血压及大便不通。

3. 天麻鱼头汤

【配方】天麻15克，大鱼头1个（约500克），猪瘦肉50克，生姜2片，蜜枣2个，食盐少许。

【用法】天麻、生姜、蜜枣洗净，大鱼头洗净，去鳃，切块，猪瘦肉洗净、切块，将全部用料放入锅内，加适量清水，煲沸后改文火煮1小时，加食盐调味，即可食用。

【功效】本方可以清肝息风，适用于治疗血虚头眩、眼花耳鸣、失眠多梦、高血压头痛、偏头痛、头晕耳鸣、记忆力减退、失眠、健忘；中风先兆，症见肢体麻木、抽搐、头痛、口苦，舌红、苔黄、脉弦。

4. 黑木耳猪肝汤

【配方】猪肝100克，黑木耳10克，红枣5枚，食盐少许。

【用法】猪肝洗净，剔除筋膜，切片，黑木耳用清水泡发洗净，红枣洗净，将全部材料放入锅内，加适量清水，慢火炖1小时，加盐调味，即可食用。

【功效】本方可柔肝舒筋，适用于肝血不足出现眩晕耳鸣、胸胁不适、喜太息、梦多失眠；中风后遗症筋脉拘急、痉挛性瘫痪、震颤、头晕目眩、记忆力减退、反应迟钝等症。

5. 香芹汁冰糖汤

【配方】鲜香芹菜1 000克，冰糖适量。

【用法】将芹菜洗净，切段，放入搅拌机捣烂，取汁，或切细，用白纱布绞取其汁，把冰糖放入锅内加水适量，煮沸冲入芹菜汁，搅匀，每日饮3～4次，每次一杯。

【功效】本方可平肝潜阳，清热利水，适用于素体肝阳上亢或饮水过量，症见面红目赤、头痛目眩、高血压、烦躁易怒、失眠多梦，也治中风后面色如醉、面红目赤、大便秘结、小便不畅。

6. 枸杞叶蚌肉汤

【配方】蚌肉、鲜枸杞叶各500克，鲜桑叶30克，食盐少许。

【用法】将蚌肉、鲜枸杞叶、鲜桑叶用清水洗净。先将桑叶、蚌肉放入滚水锅内武火煮沸，改文火煲30分钟，去桑叶，放入枸杞叶，煲滚片刻，加少许食盐调味，饮汤食枸杞叶。

【功效】本方可平肝潜阳、明目，适用于肝阴不足、虚火上炎、头晕目眩、两眼昏花、干涩视朦；中风先兆，症见头晕耳鸣、肢体乏力、抽搐、意识短暂缺失、舌红、苔黄、脉弦。

7．猪脑炖天麻

【配方】猪脑1个，天麻20克，食盐少许。

【用法】将猪脑清洗抹去血渍，天麻用水洗净，将猪脑及天麻放入炖盅内，加适量开水，加盖，隔水炖2小时，加少许食盐，即可食用。

【功效】本方可平肝息风、健脑补髓，适用于素体肝阳上亢，症见面色如醉潮红、头晕目眩、耳鸣失眠、高血压。也治中风后遗症四肢震颤、眩晕、反应迟钝、记忆力减退、舌淡红、脉弦细无力。

8．芎芷鱼头汤

【配方】大鱼头一个（约500克），川芎5克，白芷5克，海带15克，荸荠10个，猪瘦肉100克，食盐、蒜头各少许。

【用法】鱼头洗净，去鳃切块，热烫过后，涂上少许酒，腌5分钟；猪瘦肉洗净，切片；海带用水洗净，切段；荸荠洗净去外皮，切成两半。将除川芎、白芷外其用余料放入锅内，加适量清水，煮15分钟。川芎、白芷另外煮沸后，去渣取汤倒入上述汤中，煮至味出，加入蒜头、食盐调味，即可食用。

【功效】本方可柔肝活血、祛头风，适用于肝气郁结、肝风内动、头风头痛、头晕目眩、两胁作痛、耳鸣乏力；中风先兆，症见手足麻木、抽搐、一侧肢体或面部麻木、语言不利；中风后遗症的一侧肢体麻木、活动不灵、患侧肢体拘挛、抽搐、头眩、舌质淡暗，脉弦。

（三）气血不足

1．当归强身汤

【配方】当归10克，生姜2片，牛尾300克，食盐、调味品各少许。

【用法】当归、生姜洗净切片；牛尾去毛，切成小段。把全部用料放入锅内，加适量清水，用慢火熬4小时，加入适量食盐及调味品即可食用。

【功效】本方可补肾补血、强筋活络，适用于中风后遗症身体虚弱、神疲乏力、筋骨痿软不用、一侧肢体偏瘫或双下肢乏力、活动不灵、面色萎黄、表情淡漠、健忘心悸、失眠多梦、腰酸膝软、夜尿多、舌质淡、脉细无力，也治老年性痴呆及素体气血虚弱者。

2. 当归羊肉汤

【配方】当归15克，生姜2片，羊肉500克，酒1匙，盐少许。

【用法】当归、生姜洗净，羊肉洗净去筋膜，切成小块，与当归、生姜、酒同入锅，加适量清水，武火煮沸后，文火炖3小时，加盐调味，饮汤食肉。

【功效】本方可补虚养血，适用于中风后遗症气血虚弱、面色萎黄、神疲乏力、少言懒动、一侧肢体偏瘫或双下肢乏力、活动不灵、健忘心悸、表情淡漠；老年性痴呆及老年人虚证。

3. 归参炖母鸡

【配方】当归10克，高丽参5克（或党参75克），母鸡1只（约1 000克），葱、姜、料酒、盐各适量。

【用法】将当归、高丽参洗净，母鸡宰杀后去毛及内脏，洗净。将当归、高丽参、葱、姜放入鸡腹内，置砂锅内，加适量清水，武火煮沸后改用文火炖至鸡肉烂即成，加入盐调味，食肉饮汤。

【功效】本方可补益气血、补虚强身，适用于中风后遗症气血虚弱、面色萎黄、气短气喘、神疲乏力、健忘心悸、一侧肢体乏力或双下肢活动不灵；平素气血虚弱，低血压；中风后遗症长期卧床不起、褥疮创面久而不愈、反复感染。

4. 太子参炖鸡

【配方】竹丝鸡1只，太子参30克，黄芪15克，生姜1片，大枣2个，食盐少许。

【用法】将竹丝鸡宰杀后去毛及内脏，洗净，太子参、黄芪、生姜、大枣洗干净。将全部用料放入鸡腹内，用线缝合，置砂锅中，加适量清水，武火煮沸后，用文火慢炖2小时，去鸡腹内药材，加少许食盐调味，即可饮汤食肉。

【功效】本方可补益气血、养阴，适用于平素气虚血弱、自体虚弱、面色萎黄、口唇淡暗、口干梦多、健忘失眠、心悸心烦、手足麻木；中风后遗症一侧肢体偏瘫、语言不利、表情淡漠；褥疮久治不愈、长期卧床、食少纳呆、营养不良。

5. 泥鳅红枣汤

【配方】泥鳅250克，红枣15克，生姜2片，食盐少许。

【用法】红枣、生姜洗净，泥鳅用水反复洗净后，起油锅，将泥鳅放入锅内微煎，铲起，与红枣、生姜同放入锅内，加适量清水，武火煮沸后，文火煮1小时，加入食盐调味，即可食用。

【功效】本方可养血，补肝柔肝，适用于平素阴常不足，手足麻木、头风头痛，或中风先兆，症见肢体麻木、抽搐，语言不利；中风后遗症一侧肢体偏瘫、活动不灵，甚或拘挛、抽搐；老年人腰酸膝软、夜尿多，或小便点滴而下、大便干结难排，舌质淡暗、少苔，脉细弦数。

6. 灵芝瘦肉汤

【配方】猪瘦肉250克，灵芝15克，丹参10克，红枣5个，食盐少许。

【用法】猪瘦肉洗净，切块，灵芝洗净，切碎，红枣、丹参洗净。把全部用料放入锅内，加清水适量，武火煮沸后，文火煮2小时，加盐调味，即可食用。

【功效】本方可益气健脾，补虚安神，适用于中风后遗症，症见气血虚弱，失眠多梦、夜不能寐、白天嗜睡、记忆力下降；或继发癫痫发作，发作时抽搐、牙关紧闭、两眼上视，移时苏醒如常人；素体气血不足，心悸心慌、神经衰弱；或胃肠功能紊乱，胃脘隐痛、消化不良、饮食减少、身体瘦弱，舌淡、苔白，脉细软无力。

7. 四物炖鸡汤

【配方】乌骨鸡1只，川芎6克，当归、白芍、熟地各10克，生姜、葱、食盐各少许。

【用法】将鸡宰杀后，去毛、内脏、脚，用清水洗净，切块；当归、川芎、熟地、白芍、姜、葱洗净，分别切成薄片，装入双层纱布袋中。将药袋及鸡块放入锅内，加适量清水，武火煮沸后，文火煮2小时，去药袋，加适量食盐调味，即可食用。

【功效】本方可补益气血，适用于老年人气血虚弱，症见面色萎黄、气短乏力、心悸健忘、眩晕耳鸣；或中风后遗症肢体活动不灵、语言不利，舌质淡、苔白、脉细无力。

8. 猪皮红枣桃仁汤

【配方】猪皮1 000克，红枣15个，桃仁15克，食盐少许。

【用法】将猪皮去毛，洗净，切小块，红枣去核洗净，桃仁洗净，略打破，将全部用料放入锅内，加适量清水，武火煮沸后，改用文火煮2小时，加少许食盐调味，即可食用。

【功效】本方可补气血，润肠通便，可适用于中风后长期卧床不起或肢体偏瘫、活动不灵，引起大便秘结难解，或欲便乏力；也治气血虚弱，津枯便秘，症见面色无华、气短心悸、健忘失眠、腹部胀满、大便数日一行或临厕乏力排便；也治习惯性便秘。

（四）气虚痰瘀阻络

1. 独活活血汤

【配方】独活8克，乌豆50克，米酒1小匙，食盐少许。

【用法】独活切片洗净，乌豆洗净后与独活同放入锅内，加适量清水，武火煮沸后，文火煮3小时，去渣，倒入米酒，加盐调味即可食用。

【功效】本方可活血祛风，通络止痛，适用于中风后遗症，症见肢体偏瘫、活动不灵、手足麻木、语言不利，或见肢体拘急，活动时震颤不已，四肢关节，特别是患侧肩关节疼痛、活动障碍，或出现肩关节半脱位；也治老年人中风后并见肩周炎、颈椎病、腰椎病、全身骨节疼痛、活动不灵、舌质淡暗，或有瘀点，脉涩。

2. 加味黄芪粥

【配方】黄芪20克，桃仁15克，地龙5克，大米100克，白糖少许。

【用法】黄芪、桃仁、地龙洗净，大米清水淘洗干净，先煎黄芪、桃仁、地龙约1小时，取汁煎粥，熬至稀烂，加少许白糖，即可食用。

【功效】本方可活血通络，适用于中风后遗症，半身不遂、口角歪斜、语言不利、吞咽困难者更宜；适用于痰瘀阻络，症见偏瘫肢体拘急、伸展困难，甚或出现走路时震颤不已、关节疼痛；中风后长期卧床不起或不能行走、大便干结难解。

（五）中风的饮食宜忌

依其病程的不同，中风可分为中风先兆，中风及中风后遗症等不同阶段。不同的中风阶段，饮食方面也有所宜有所忌。

1. 中风先兆

中风在先兆阶段，如见明显头晕目眩、肢体麻木，则应禁食肥甘厚腻食物，尤其应禁止饮酒，宜进食清淡易消化食物，如蔬菜、水果等。此时可应用下列小验方以预防中风的发生。菊花20克，绿茶10克，用沸水冲泡，当茶饮，每天2～3次，连服数天；三七末3克，绿茶10克，放进杯内，用沸水浸泡，当茶饮，每天2次，连服数天；新鲜芹菜500克，洗净后切段，用榨汁机或人工捣烂后挤出菜汁，可加入少许白糖，用沸水冲服，每天一次，连服数天。

2. 中风

此阶段如果患者有神志不清或昏迷，暂时应禁止自行进食，经抢救度过危险期仍神志不清者，可以鼻饲流质饮食。神经清醒的可进流质、半流质饮食，如牛乳、用菜汤或猪骨汤熬成的稀粥。在恢复过程中，饮食以粥类（如鱼片粥、莲子粥、淮山粥）及蔬果汁为主，忌食辛辣刺激之物，如葱、蒜、辣椒及烤鹅、烤鸭之类。也可适量进食一些补益气血、滋养肝肾、较具营养的食物，如蛋类、瘦肉、鱼及新鲜蔬菜、水果，但应忌油腻、酒类及吸烟。下列食谱也可选择应用：杞淮乌龟汤。枸杞子15克，淮山30克，乌龟1只（约300克）。将乌龟宰杀后去肠脏、甲膜，斩件，与淮山、枸杞子同煲汤；三七猪瘦肉汤，三七5克（或三七末3克），猪瘦肉250克，同煮汤饮用；天麻川芎煲大鱼头汤，天麻10克，川芎5克，生姜2片，大鱼头1个约500克，同煲汤。

3. 中风后遗症

中风后遗症一般指中风半年以上患者，此时的饮食调养也很重要，既可尽快促进中风的恢复，又可预防再中风。一般应少吃动物脂肪，提倡低脂饮食，多吃植物油，因植物油中含维生素E较多，也含有丰富的不饱和脂肪酸，可降低血胆固醇，减少动脉硬化，预防再中风。平时应注意少吃动物内脏如心、肠、脑及蛋黄、鱼子、贝类等含高胆固醇的食物。

瘫痪患者多长期卧床或活动减少，消化和吸收功能较差，常有便秘现象，所以更应注意饮食调理，应吃营养丰富、易于消化的食物，如乳类、鱼类、鸡肉、蛋类、大豆制品等。为了防治便秘，可多食粗粮、芹菜、土豆、豆芽、豆腐、蜂蜜等食品。多吃含B族维生素的食品如香蕉、橘子、苹果等水果及鸡蛋和大豆制品，有利于神经的修复和中风的恢复。

下面介绍一些常用的食物及中药，供预防和治疗中风者选择应用。

4. 常用食物

豆腐　豆腐营养丰富，色味俱佳，是一种高蛋白的食物，所含的脂肪是植物性的，有降低血脂和防止动脉硬化的作用，对体质肥胖、高脂血症最为适宜。

土豆　土豆主要含糖类和蛋白质，可供给人体较多的营养物质，同时土豆产生的热能较少，可避免过多的能量摄入和储存，所以对降血脂有一定作用。

南瓜　南瓜是常用的食品，营养丰富，据有关资料介绍，南瓜中的某些成分能促进人体胰岛素分泌，增加肝肾细胞的再生能力，有降低血糖、血脂和血压的作用。

黄瓜　黄瓜具有润燥止渴、利尿消肿的功效，据报道，黄瓜中含有丙醇二酸，能抑制糖类在体内转化为脂肪，但会妨碍糖类向人体提供能量。另外，黄瓜还有降低胆固醇的作用，经常食用，对于高血压、高血脂、肥胖患者都有益，能预防动脉硬化和中风的发生。

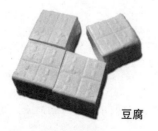

豆腐

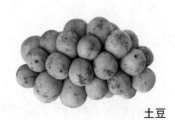

土豆

芹菜　芹菜味甘、苦，性凉，归胃、肝二经，能平肝清热，祛风利湿。现代医药学研究认为，芹菜含大量粗纤维及丰富的矿物质、多种维生素及芫荽甙、甘露醇、挥发油等，并含有降压、降脂及促进脂肪分解的物质，因此有利于治疗高血压病、高脂血症和肥胖症，并有通便作用，可用于中风多期的食疗。

蕹菜　蕹菜又称空心菜，含有丰富的胡萝卜素及钙、镁、锌、磷等元素，粗纤维含量丰富，具有显著的促进胃肠蠕动、通便解毒作用。蕹菜味甘、性寒，能清热解毒、凉血通便，同时紫色蕹菜中含胰岛素样物质，可降低血糖，故有利于糖尿病、中风的治疗，特别有利于出血性中风急性期伴有血糖升高、大便干结者。

胡萝卜　胡萝卜又称黄萝卜，味微苦辛，性微寒，有健脾和胃、补气养血的功效，胡萝卜富含维生素，每100克胡萝卜含胡萝卜素高达4 010微克，相当于维生素A 668微克。又含降血糖、降血压成分，所以有利于中风的防治，兼治糖尿病、高血压病及肿瘤等。

枸杞头　枸杞头又称清明菜，既是一种很好的野蔬，又是一种营养丰富、延年益寿的保健食品。枸杞头性平，味甘，微苦，有补虚益精、清热止渴、祛风明目的功效。人们常用枸杞头预防高血压、眩晕等病证，中风眩晕、耳鸣者可以用枸杞头做菜常食，有辅助治疗作用。

茄子　茄子味甘、性寒，有散瘀血、消肿止痛、祛风通络、止血等功效。近来研究发现，它具有降低血中胆固醇浓度、降血压、降低毛细血管脆性和防止出血、预防中风的功效。

菠菜　菠菜富含维生素A、B、C，其所含维生素A虽然只有胡萝卜的一半，却是白菜的170倍、黄瓜的20倍，所含的维生素C是胡萝卜的11倍、

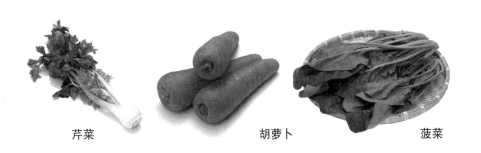

芹菜　　　　　　　　胡萝卜　　　　　　菠菜

白菜的1.5倍。菠菜中还含有大量有助于改善脑功能的维生素B_1、B_2，这是其他蔬菜望尘莫及的。因此，中风患者恢复期多吃菠菜相当有益。

大蒜 大蒜味辛，性温，能温中健胃，消食理气，化肉消谷，解毒除湿。大蒜有较明显的降脂、降糖、降压作用，同时可以抑制血小板凝聚，对动脉硬化症、脑梗死有治疗作用，对康复期的中风患者也有治疗作用。

甘薯及其茎叶 甘薯又称红薯、地瓜，味甘甜，是理想的减肥益寿食品，日本和我国的长寿老人多以甘薯为主食，食甘薯保健的习俗已风靡全球。经常食用甘薯还可预防心脑血管疾病，防治动脉硬化，减少皮下脂肪，并有利于中风患者半身不遂的肢体运动的恢复。甘薯及其茎叶可以生津润燥，补中和血，益气宽肠，其降糖作用也十分明显，不仅对糖尿病患者有益，而且可以延缓糖尿病对血管的损害，从而起到防治中风的作用。

西瓜皮 西瓜皮又称"西瓜翠"，味甘性凉，无毒，能清热除烦、利尿止渴。现代医学研究表明，西瓜皮含糖类、有机酸、酶类及丰富的维生素C和蜡质等成分，具有促进人体代谢、消炎、降压、降低胆固醇沉积、软化和扩张血管等作用。有资料表明，西瓜皮和西瓜均有降糖作用，所以西瓜皮可以辅助治疗糖尿病、动脉硬化、高血压病，对防治中风有益。

苹果 苹果含有多种维生素和果糖及鞣酸，可防止血中的胆固醇增高，减少血液中含糖量。高血压、动脉硬化的患者宜长期坚持服用，中风患者常食苹果也大有益处。

草莓 草莓味道甘美，富于营养，含有丰富的蛋白质、脂肪、糖类和多种维生素及钙、磷、钾等多种元素，特别是维生素C的含量是等量西瓜、苹果、葡萄的10倍。经常食用草莓可以促进消化，更有清肺化痰、补虚养血、润肠通便之功效，是防治心脑血管疾病、改善便秘的佳品，中风

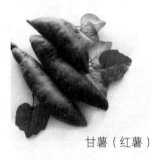
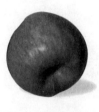

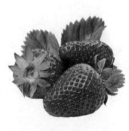

甘薯（红薯）　　　　苹果　　　　草莓

患者伴有便秘者最宜食用。

豆芽　豆芽是大豆或绿豆发芽后2～3天形成的。豆芽含有大量的维生素C，营养学家认为人体血液中维生素C的含量同智商的高低密切相关，维生素C对精神障碍的治疗起辅助作用。中风患者常吃豆芽有助于增强脑的功能。

黄豆　黄豆具有很高营养价值，是健身防病的优良食物。据测定，每100克黄豆中含蛋白质39克，比鸡蛋高2.5倍，此外还含有脂肪17克、糖30克、维生素A 300毫克、钙300毫克、磷590毫克、铁6毫克，这些元素对增强身体抵抗力大有好处。黄豆中含有一种特殊的元素"氮"，氮是一种天然的镇静剂，又有利尿作用，且能分解体内多余的胆固醇，防止动脉硬化，有利于中风的预防和康复治疗。

绿豆　绿豆是清补佳品，富含蛋白质、碳水化合物、维生素B_1、维生素B_2、烟酸及矿物质等营养成分。绿豆还含有一种包含球蛋白的多糖，具有降血压和降血脂的作用，高血压病、高脂血症患者常吃绿豆可以防止中风的发生，中风患者常吃绿豆食品可以平肝潜阳，减轻烦躁情绪，降低血压，有利于康复。

荞麦　荞麦中含大量的维生素P，也就是芦丁，它能防止使毛细血管收缩的肾上腺素氧化，从而软化毛细血管，稳定血压，预防脑出血。同时，荞麦可以防止大脑的呆滞，延长脑细胞寿命。

玉米　玉米是一种保健长寿食品，主要营养成分有蛋白质、脂肪、糖、磷、铁、钙、胡萝卜素和维生素B_1、维生素B_2、维生素E等。玉米油含不饱和脂肪酸，能调节胆固醇的正常新陈代谢，可降低血脂，防治动脉硬化、冠心病及中风。长期食用能降低血压和血糖，有助于防治中风的发生。

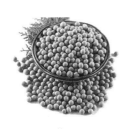

黄豆　　　　　　　　绿豆　　　　　　　　玉米

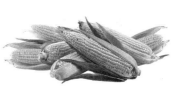

芝麻 芝麻中的蛋白质含量为19%～28%，比肉还高，含钙量是牛奶的2倍，所含维生素B_1、维生素B_2和维生素E也很丰富，这些都是大脑不可缺少的营养物质。芝麻中还含亚油酸等不饱和脂肪酸，在人体可合成卵磷脂，是形成脑内神经组织的重要成分。中风患者由于脑的结构受到损害，脑功能受到很大影响，许多患者伴有或轻或重的智力障碍，食用芝麻有利于智力功能的康复。同时芝麻能润肠通便，能治疗中风患者大便干结或排出不畅，有保健作用。芝麻含有不饱和脂肪酸，可以预防动脉硬化，所以对预防中风有一定作用。

核桃 核桃富含亚油酸、亚麻酸等不饱和脂肪酸，除可合成卵磷脂营养脑及神经外，还能对抗动脉硬化，防治习惯性便秘，所以对中风患者伴有焦虑、失眠及记忆力减退、大便秘结等症有效，对中风偏瘫、中风后出现痴呆有辅助治疗作用。

香菇 味甘，性平，有益气、补虚、健胃等作用。现代医学研究证明，其有消食去脂、降血压作用，对于预防中风以及治疗中风患者的血脂偏高、血压不稳定很有作用。对于老年人的保健也起到一定的作用，因为其有增强机体免疫机能、防癌抗癌的功效。临床观察，对患有高脂血症的患者用少量植物油烹炒鲜香菇90克，或用鲜香菇90克煮汤，有降脂作用。

花生 花生除了对人体滋补营养之外，还有广泛的医疗保健作用：降低血液胆固醇，对防止动脉硬化有一定作用；用醋泡花生仁7日以上，每晚服7～10粒，连服7天，可使一般高血压患者血压下降或接近正常；将花生壳洗净泡水代茶饮，对血压和血脂偏高者亦有一定的疗效。正因为花生有降低血脂、胆固醇、血压及预防动脉硬化之效，所以花生也可作为预防中风的常用食品。

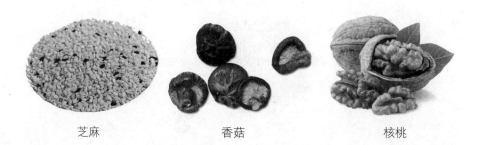

芝麻　　　　　　　　　香菇　　　　　　　　　核桃

木耳 木耳含氨基酸11.5%、蛋白质13.85%、脂肪0.6%、碳水化合物66.22%、粗纤维1.68%，含有胡萝卜素、钾、钠、钙、锰等元素及维生素B_1、维生素B_2和维生素A，还含有卵磷脂、脑磷脂、麦角甾醇及多糖。木耳味甘，性平，能凉血止血、补气润燥，可治疗多种出血症、便秘及高血压病，故有利于出血性中风的治疗，也有利于防治高血压病以预防中风的发生。本品由于兼治血之功，还能帮助中风患者康复。

牛奶 牛奶中含有丰富的钙质和蛋白质、脂肪，特别是牛奶中的钙与蛋白质是结合在一起的，两者极易被人体吸收。喝牛奶可延缓衰老，预防疾病，增强体质。中医认为，牛奶能补中益气。中风患者由于半身不遂、口角歪斜、吞咽困难而影响进食，可选择牛奶作为中风患者鼻饲或辅导食品，对中风患者体质的康复有一定的帮助。

醋 醋具有散瘀、止血、杀菌、解毒等功效，实践证明醋有防治动脉硬化之功效。如醋蛋疗法：取米醋180毫升，装入大口杯内，将一个生鸡蛋浸泡在醋里，待46～48小时后用筷子把蛋挑破，将蛋清、蛋黄搅匀即成。服法：每日早晨取25毫升醋蛋液，加2～3倍的温开水，再加蜂蜜调匀，空腹食用，分5～7天服完，对治疗脑动脉硬化、预防中风有一定的作用。

海蜇 海蜇是降脂减肥、化痰消肿的佳品，并能降血压，古代有以海蜇为主料的"蛋羹汤"治疗肝阳上亢病症的记载，因其有显著的降压、降脂作用，所以现代多用作中风患者的日常佐餐食品。

鱼类 鱼可滋补阴精，具有广泛的保健作用，如鲫鱼、鲤鱼可以利尿消肿。吃鱼可以健脑，多半因为鱼体内含有一种营养物质叫DHA，也就是廿二碳六烯酸，是大脑营养不可缺少的不饱和脂肪酸。DHA不仅可改善大脑机能，提高学习、记忆能力，而且能降低血中胆固醇含量、动脉硬化的危险率，还可以抑制血糖形成，所以对各个时期的中风患者都很有益处。

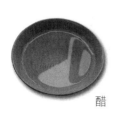

醋

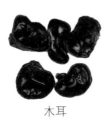

木耳

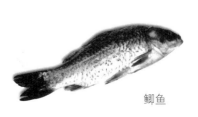

鲫鱼

5. 常用药物

黄精　黄精味甘，性平，有补脾、益精、润肺的作用，实验证明其能降低血液的黏稠度，改善血液循环，预防动脉硬化，预防中风的形成。黄精有补肾填精的作用，能够治疗中风后的老年性痴呆，改善脑部供血，有抗衰老作用。黄精还有一定的降血糖及降血压作用，多应用于肝肾不足、气血虚弱的高血压和糖尿病患者。

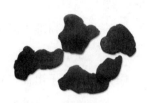

黄精

桑椹　桑椹味酸，性平，有补肝肾、益精血作用。桑椹由于其味酸，入肝经，因此多用于肝肾不足、肝风内动的高血压，有息风定眩的作用，实验也证明其有降血压、预防中风的作用。桑椹也可用于中风后遗症、偏瘫肢体强硬、屈伸不利。

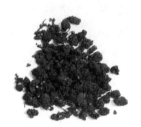

桑椹

枸杞子　枸杞子味甘，性平，能补肾益精，养肝明目，是最常用的食疗品，主治中风属肝肾不足型的头晕、头痛、腰膝酸软无力及耳鸣、视力模糊等症。研究表明，枸杞子有降糖和降压的作用。

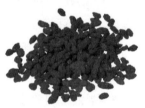

枸杞子

何首乌　何首乌味甘、苦、涩，性微温，有养血滋阴、润燥通便、解疮毒的作用，是滋补良药，有显著的降低血中胆固醇的作用，并能调节血糖，防治脑动脉硬化，对中风有预防作用。中风后症见头晕目眩，记忆力减退，腰腿酸软，大便不通最为适合。

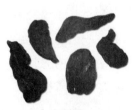

何首乌

杜仲　杜仲味甘、微辛，性温，可补肝肾、强筋骨，并有显著的降血压作用，凡血压升高、辨证属肝肾不足者最适合服用。对于中风后筋骨痿软无力、半身不遂、手足麻木也有作用。

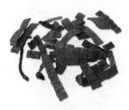

杜仲

益智仁 益智仁味辛性温，长于补肾固精，缩小便，温脾止泻，摄涎唾，可用于中风患者，辨证属肝肾亏虚、小便失控或夜尿多、大便稀溏、流涎等症状。

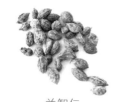

益智仁

黄芪 黄芪味甘，性微温，有补气升阳、固表止汗、利水消肿、托疮生肌等功效。对于中风患者因气虚血滞所致的肢体麻木、半身不遂以及中风后长期卧床不起、防止褥疮形成疗效较好。研究表明，黄芪能扩张血管，改善微循环，降低血压，因此也用于防治中风及治疗虚性高血压。

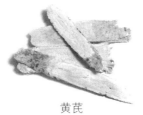

黄芪

当归 当归味甘、辛、苦，性温，有补血、活血、通经、止痛、润肠通便的功效。实验表明当归能增加脑血流量，改善微循环，治疗中风患者半身不遂，麻木疼痛或合并有便秘者效果最佳，尤其适用于中风后遗症的调养。

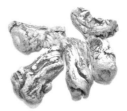

当归

山楂 山楂味甘、酸，性微温，入脾、胃、肝经，能消食健脾，行气散瘀，对治疗心脑血管病、健脾助消化、扩张脑血管、降血压、降血脂都有一定的作用，是防治中风、促进中风患者康复的药物。

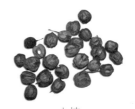

山楂

鸡血藤 鸡血藤味苦、微甘，性温，能行血补血、舒筋活络，凡因血虚、血瘀而半身不遂、麻木疼痛、手足肿痛、肢体僵滞不和均可以鸡血藤治疗。因其又能降血压，尤适宜于治疗中风后遗症合并高血压患者。

三七 三七味甘、微苦，性温，是血证要药，能够化瘀止血、通经止痛，对于脑出血急性期治疗效果显著，也可用于冠心病冠状动脉

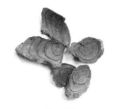

鸡血藤

缺血引起的心绞痛。研究表明，三七能缩短凝血时间，并能够降低毛细血管通透性，增加毛细血管的抵抗力，降低心率及扩张血管，有降压作用，最适合高血压辨证为瘀血阻滞的患者。

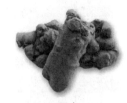

三七

丹参 丹参味苦，性微寒，具有凉血祛瘀、安神定志作用，能扩张外周血管，改善微循环，增加脑血流量，促进脑组织修复和血管再生，并能抑制血管内皮细胞的过度增生，防止动脉硬化。因此，丹参对中风早期的治疗十分有益。特别是脑出血急性期应用丹参有凉血宁络作用，能使病情稳定，同时又能改善脑的供血状况，有利于中风的恢复。

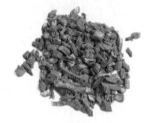

丹参

赤芍 赤芍味苦，性微寒，长于清热凉血，活血祛瘀，主治中风脑出血急性期及合并高血压肝火亢盛的证候。现代医学研究证明，赤芍含赤芍甙，具有良好的解痉作用，并有降压、增加脑血流量及镇痛、镇静、抗惊厥、抗炎、抗溃疡等作用。

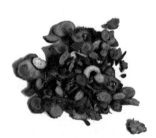

赤芍

葛根 葛根味甘、辛，性平，能解表退热、透疹、生津止渴、升阳止渴。葛根具有良好的解痉和活血通络作用，其中葛根素已制成针剂，用治中风，这是因为葛根素有抑制血小板聚集、抗血栓形成的作用，还能解除脑动脉痉挛，增加脑血流量，对于颈椎病导致的椎基底动脉供血不足所产生的眩晕、颈僵有一定疗效。另外，葛根还有降血糖作用，对血糖升高的中风病患者尤为适宜。

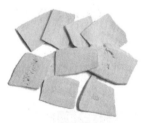

葛根

绿茶 绿茶味苦、甘，性凉，能清心除烦，提神益思，消食除腻，生津解渴，利尿解毒，

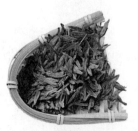

绿茶

健美减肥。适合于烦躁多怒，头昏头胀，思维不敏的中风患者。绿茶含有茶多酚，能降低血压，抑制血小板凝集，防止血栓形成，有助于中风的防治。

菊花 菊花味甘、苦，性微寒，能疏风清热，清肝明目，又能清热解毒，对头痛、眩晕、目赤头昏有较好的疗效，菊花还有降血压的作用，尤其适宜于肝阳上亢的高血压患者。

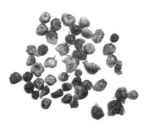

菊花

天麻 天麻味甘，性平，是平肝息风、祛风通络的常用药，可用于治疗中风肝阳上亢，肝风内动而见头晕目眩、头痛、面红、肢体麻木、四肢瘫痪等，天麻也有一定的降压作用。

天麻

草决明 草决明味苦、甘，性微寒，主要功效是清肝明目、润肠通便，可治疗中风患者因血压偏高引起的头痛、头晕等症，对有便秘的中风患者更为适宜。同时，草决明有显著的降血脂作用，对于以胆固醇升高为主的高脂血症疗效较好，常服可以减轻动脉硬化程度，预防中风的形成。

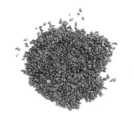

草决明

中风的预防（一）
——高脂血症饮食疗法

中医饮食疗法源远流长，早在2 000多年前的医学著作中就有关于药膳的记载，如《黄帝内经》最早记载用药膳治病，全书共载13方，属药膳者居6首。又如汉代张仲景在《伤寒杂病论》这部经典著作中，阐述了饮食滋味诸如禽兽鱼虫之类在摄生预防和治疗疾病中的禁忌与功效，强调"所食之味有与疾相宜，有与疾为害，若得宜则益体，害则成疾"。如一直运用至今的食疗方"猪肤汤""百合鸡子黄汤""当归生姜羊肉汤"，将辨证药治与食治有机地结合起来，实际上已经把辨证食疗纳入中医辨证论治的理论和实践体系之中，为中医食疗学奠定了基础。

中风的治疗除了中西药物外，饮食疗法也占有相当重要的地位，特别对高脂血症、高血压、脑动脉硬化症、糖尿病等的饮食疗法都相当有效，这对中风发生的预防起到功不可没的作用。中西药物对中风急性期的治疗、控制病情的发展疗效较确实，但到了后遗症期，由于病程长，患者也不愿意长期服药治疗，因此选择有一定治疗作用的食物来治疗，对于控制病情、预防再中风以及身体的营养供给都起着相当重要的作用。

中风可分为缺血性中风及出血性中风，前者包括脑血栓形成及脑栓塞，后者包括脑出血或蛛网膜下腔出血。不论哪一类型的中风，大多数经历较长的病程后最终才出现中风，即俗称的"冰冻三尺，非一日之寒"。高脂血症、脑动脉硬化症、高血压、糖尿病如果任其发展，不能得到有效的控制，最终都可能会出现中风。因此，对高脂血症、脑动脉硬化症、高血压、糖尿病的有效治疗，便意味着对中风发作的有效预防。但是往往上述疾病临床表现较轻，有的即使知道患有上述疾病，患者也未必太重视服药治疗，任其发展。采取食疗方法对上述疾病的治疗，寓食于治效果颇佳，患者也乐于接受。

高脂血症是指人体脂质代谢异常，当血浆脂质中一种或多种成分的浓度超过正常范围时就称高脂血症。高脂血症是脑动脉硬化、高血压病、冠心病、中风等病的主要发病因素之一。因此，积极防治高脂血症对预防高血压病、冠心病、中风等病的发生有重要的意义。

高脂血症患者临床上常有眩晕、心悸、胸闷、健忘、肢体麻木等自觉症状，但部分患者虽血脂增高而无任何自觉症状。掌握饮食疗法对治疗本病甚有意义。

高脂血症可分为痰湿壅塞型、气滞血瘀型及气血虚弱型。

（一）痰湿壅塞型

血脂中一项或多项浓度超过正常范围，症状表现为头晕目眩、记忆力减退、胸痛心悸、肥胖多痰、胃纳差、头重如裹、舌淡苔白腻、脉濡细或滑。

● 薏苡仁桃仁粥　薏苡仁30克，桃仁10克，大米100克，陈皮3克。

先煎薏苡仁、桃仁、陈皮，取汁与末同煎成粥，口服，可常服。

● 荷叶糖粥　鲜荷叶一大张，粳米100克，冰糖适量。

先煎荷叶，去渣取汁，加粳米煮粥，待粥将成，入冰糖，再煮片刻即成。分次食用，可常服。

● 冬瓜薏苡仁兔肉汤　兔肉250克，冬瓜500克，生薏苡仁30克，生姜4片。

将冬瓜连皮去瓤洗净，切成大块，生薏苡仁洗净，兔肉洗净切块，去肥脂，可用水洗去血水。把全部用料放入锅内，加清水适量，武火煮沸后，改用文火煲2小时，加少许食盐调味即成，饮汤食肉。

（二）气滞血瘀型

血脂中一项或多项浓度超过正常范围，头晕目眩，记忆力减退，面色暗，胸痛心悸，胸胁胀闷，情绪易波动，舌淡暗或有瘀斑，脉弦或涩。

• 山楂消脂饮　鲜山楂30克（干山楂15～20克），荷叶15克，生槐花5克，石决明10克。

上药洗净，放入锅中煎煮，去渣取汁，加白糖少量调味，代茶频饮，可常服，有明显降脂作用。

• 桃仁粥　桃仁10～15克，大米30～60克。

将桃仁捣烂成泥，加水研汁去渣，以汁煮大米为稀粥，一日内分两次，空腹温服。

• 灵芝三七瘦肉汤　猪瘦肉250克，龙眼肉15克，三七6克，生姜2片。

将灵芝刮去杂质洗净，切成小块，三七、龙眼肉洗净，猪瘦肉洗净，切块。将全部用料放入锅内，加清水适量，武火煎煮后，文火煮2～3小时，加少许食盐调味即可食用。

（三）气血虚弱型

血脂中一项或多项浓度超过正常范围，症状表现为头晕目眩、记忆力减退、心悸失眠、面色无华、气短乏力、懒言少动、舌质淡、脉细弱。

• 首乌降脂粥　首乌50克，芹菜100克，猪瘦肉末50克，大米100克，盐、味精等少许。

先煎首乌取汁，以药汁与大米煮粥，待粥将成时，加瘦猪肉末、芹菜，煮片刻，加盐、味精调味，分次食用，可长期服食。

• 鸡血藤黄芪大枣汤　鸡血藤30克，黄芪15克，大枣5个，煎汤服。每日一剂，可分2～3次服。

• 山楂瘦肉条　山楂100克，猪瘦肉1 000克，菜油250克，味精、白糖、姜、葱、黄酒、花椒各适量。

将山楂加水约2 000毫升，上火烧沸后放入猪瘦肉（剔去皮筋，洗净），煮至六成熟，捞出猪瘦肉稍晾，切成粗条，用豆油、姜、葱、黄酒、花椒等调料，将瘦肉条拌匀，腌制1小时，沥去水分。将油放在铁锅内，用文火煮熟，投入肉条炸干水分，至色微黄捞起。将锅内油倒出后，再置火上，投入余下的山楂略炸后，再将瘦肉干倒入锅内，反复翻炒，微火焙干，淋入香油，撒上味精，白糖拌匀即成。每次适量食之。

　　高脂血症中医辨证多与痰、瘀有关，实验也证明高脂血症患者与痰、瘀关系密切，所以本证的食疗以益气、活血、化痰为基本原则。

　　合理的饮食是防治高脂血症的基本措施。一般原则是低脂肪、低糖，限制胆固醇饮食。食物中含胆固醇、脂肪低的食物有：黄豆、绿豆、扁豆、赤小豆等豆类，甲鱼、鲫鱼、淡水鱼等鱼类，苹果、橘子、山楂、韭菜、大葱、大蒜、西红柿等果蔬类，香菇、紫菜、海带等菌藻类可适当选用。蜂王浆、茶叶、红糖可以降低血脂。

　　高脂血症患者应少食或不食含脂肪高的食物，如动物油、脑、内脏及海产品如鱿鱼、贝类等，忌大量饮酒。

　　总之，饮食以清淡为主，多食新鲜蔬菜、水果、豆制品及植物油。也可每日饮豆浆，用玉米须煮水代茶，对防治高血脂也有益。

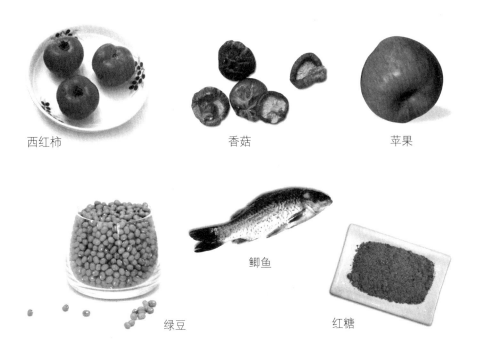

西红柿　　　　　　　　香菇　　　　　　　　苹果

鲫鱼

绿豆　　　　　　　　红糖

中风的预防（二）
——脑动脉硬化症饮食疗法

　　脑动脉硬化症是在全身动脉硬化的基础上，动脉发生弥漫性的粥样硬化，管腔狭窄及小血管闭塞导致脑实质的血流减少，脑组织长期处于慢性供氧不足的状态，导致神经细胞功能障碍，而引起一系列神经与精神症状。临床特点是进行性脑功能衰退，开始仅表现为神经衰弱症候群，渐渐发展为脑弥漫性器质性损害的症状，是中风的重要因素，治疗脑动脉硬化能有效地防止中风的发生。

　　临床上脑动脉硬化症可分为气血不足，心脾两虚型；脾虚痰湿型；肾阴阳两虚型及肝阳上亢型。

（一）气血不足，心脾两虚型

　　表现的症状为头晕目眩，心慌心悸，气短乏力，记忆力减退，注意力不集中，分析判断能力差，烦恼忧虑，情绪低落，舌质淡红，苔薄白，脉沉细弱。

　　1. 黄芪川芎兔肉汤

　　【配方】兔肉250克，黄芪20克，川芎6克，生姜2片，米酒1匙，食盐少许。

　　【用法】将黄芪、川芎、生姜洗净，兔肉洗净后切成小块，去油脂，用开水洗去血水，起油锅，只放兔肉及米酒入锅，微煎，再放其他用料，加适量清水，武火煮沸后，改用文火煮2小时，加盐调味，食肉饮汤。

2. 乌龟百合红枣汤

【配方】乌龟1只（约250克），百合30克，红枣10个，食盐少许。

【用法】将乌龟宰杀，去除外衣及内脏，切成块，洗净，百合、红枣洗净，将全部用料放入锅内，加适量清水，武火煮沸后，捞去汤面浮沫，改用文火炖3小时，加食盐调味，即可食用。

3. 当归眼肉羊肉汤

【配方】羊肉250克，当归10克，龙眼肉15克，生姜2片，白酒1匙，食盐少许。

【用法】先用清水洗去羊肉血水，剔去筋膜，洗净切块，当归、龙眼肉、生姜洗净，起油锅，放入羊肉、生姜、白酒，微煎后再放入当归、龙眼肉，加适量清水，武火煮沸后，捞去汤面浮沫，改用文火炖2小时，加入适量食盐调味，即可食用。

（二）脾虚痰湿型

表现症状为头昏头重，倦怠乏力，嗜睡纳呆，记忆力减退，情绪不稳，身体肥胖，舌质淡，苔白腻，脉细滑。

1. 天麻白术炖猪脑

【配方】天麻15克，白术10克，猪脑1个，生姜、葱、食盐、味精各适量。

【用法】将天麻浸润后，切成薄片，白术、生姜、猪脑洗净，把白术、天麻放入锅内，加适量清水，炖1小时，再放入猪脑及姜、葱，炖片刻即可，加适量食盐及调味品，即可食用。

2. 薏苡仁草鱼汤

【配方】薏苡仁30克，草鱼1条（约500克），生姜4片，葱、食盐、味精各少许。

【用法】薏苡仁洗净，生姜切细丝，草鱼活宰后去鳞、鳃、内脏，起油锅，放入草鱼及姜丝，煎至微黄即可，放入薏苡仁，加适量清水，煮半小时，加葱、食盐、味精调味即可食鱼饮汤。

3. 山药薏苡仁兔肉汤

【配方】山药、薏苡仁各30克，兔肉250克，生姜4片，食盐少许。

【用法】山药、薏苡仁、生姜洗净，兔肉用开水略烫后，剔去筋膜，切小块，生姜切成细丝，起油锅，先放羊肉及姜丝，略煎片刻，再放淮山、薏苡仁，加适量清水，武火煮沸后，捞去汤面浮沫，改用文火炖3小时，加盐调味，食肉饮汤。

（三）肾阴阳两虚型

表现症状为记忆力明显减退，反应迟钝，计算力差，倦怠乏力，情感淡漠，分析能力减退，说话颠三倒四，沉默寡言或多疑执拗，畏寒肢冷，腰膝酸软，夜尿多，或二便失禁，舌质淡，苔薄白，脉沉细，尺脉弱或弦细。

1. 黄精熟地脊骨汤

【配方】黄精、熟地各20克，猪脊骨500克，食盐少许。

【用法】黄精、熟地洗净，切成片，猪脊骨用水洗净，将全部用料放入锅内，加适量清水，武火煮沸后，改用文火炖2小时，捞去汤面浮油，加食盐调味，即可食用。

2. 炖猪腰

【配方】猪腰2个，杜仲20克，核桃仁30克，食盐少许。

【用法】杜仲、核桃仁洗净，猪腰切半，剔去中间筋膜，反复用清水浸洗，将全部用料放入锅内，加适量清水，炖1小时，加盐调味，食猪腰饮汤。

3. 巴戟海龙瘦肉汤

【配方】猪瘦肉250克，海龙15克，巴戟天30克，食盐少许。

【用法】猪瘦肉洗净、切块，巴戟天、海龙洗净，将全部用料放入炖盅内，加适量清水，封盖，置锅内，隔水炖3小时，揭盖，加少许食盐调味，即可食用。

（四）肝阳上亢型

表现症状为头晕目眩，耳鸣，两胁胀痛，急躁易怒，失眠多梦，情绪容易激动，记忆力下降，走路不稳，行动缓慢，舌质红，薄黄苔，脉弦数。

1. 天麻鱼头汤

【配方】天麻15克，生姜2片，蜜枣2个，猪瘦肉50克，大鱼头1个（约500克），食盐少许。

【用法】天麻、生姜、蜜枣洗净，猪瘦肉洗净、切小块，大鱼头去鳃，洗净，切成小块，将全部用料放入锅内，加适量清水，武火煮沸后，文火煮1小时，加盐调味，即可食用。

2. 天麻石决明猪脑汤

【配方】猪脑1个，天麻15克，石决明30克，食盐少许。

【用法】天麻，石决明用水洗净，猪脑清水漂洗干净，先将天麻、石决明入锅，加适量清水，煮1小时后，去渣，再加入猪脑，煮至猪脑熟即可，加盐调味，即可食用。

3. 麦枣猪脑汤

【配方】小麦30克，红枣10个，猪脑1个，食盐少许。

【用法】将小麦、红枣洗净，猪脑用水漂洗干净。先把小麦、红枣入锅，加适量清水，煮1小时，加入猪脑，煮至猪脑熟即可，加食盐调味，饮汤食猪脑。

脑动脉硬化症多与高脂血症同时存在，因此患者应当节制高脂肪、高胆固醇类食物，如内脏类的肝、心、肾均含有较高的脂肪，均应少食为宜。海产类食物虾、蟹、贝类、鱿鱼等也应少食。可多食蔬果类如橘子、苹果、雪梨、香蕉及叶类蔬菜。西红柿含有丰富的维生素C，实验证明有软化血管的作用，也可多食。另外，还应禁烟，少喝酒。

中医认为脑动脉硬化与"痰""瘀"有关，现在研究认为是一些脂类、胆固醇浸润于动脉内壁所致，一些祛痰化瘀的食物也可适量多食，如薏苡仁、玉米、高粱等。中药方面，可用菊花、绿茶冲泡后常服，或用天麻、丹参、川芎炖大鱼头、猪脑常服。这些都是行之有效的食疗方法。

中风的预防（三）
——高血压病饮食疗法

高血压病是指以体循环动脉压升高为主要表现的慢性病，多见于中老年人。本病有原发性与继发性两种，原发性高血压病多在遗传因素基础上因长期精神刺激、情绪波动使高级神经功能紊乱所致；继发性高血压病多由泌尿系疾患、颅内疾患及内分泌疾患引起。高血压病也是中风发生的常见原因之一，预防中风须控制血压的稳定。

高血压病临床可辨证分为阴虚阳亢、气血亏虚、痰浊中阻及阴阳两虚四个证型。

（一）阴虚阳亢型

表现症状为眩晕，腰酸耳鸣，遗精，头胀痛，烦躁易怒，失眠多梦，目赤口苦，舌红苔黄，脉弦细数。

1. 夏枯草瘦肉汤

【配方】夏枯草15克，猪瘦肉100克，食盐少许。

【用法】将猪瘦肉洗净，切块，夏枯草洗净，同放入锅内，加适量清水，煲1小时，去渣，加食盐调味，饮汤吃肉，常服可降压。

2. 芹菜拌豆腐

【配方】鲜芹菜、豆腐各250克，香油、食盐各适量。

【用法】将芹菜洗净，放入沸水中微煮，凉后切节，加入香油、食盐与豆腐拌和即成，本品可供佐餐，宜常食。

3. 草决明海带瘦肉汤

【配方】草决明30克，干海带10克，猪瘦肉100克，食盐少许。

【用法】海带用清水浸发，反复刷洗干净后切段，草决明洗净，猪瘦肉洗净后切块。将全部用料放入锅内，加适量清水，煮1小时，去渣，加盐调味，饮汤食肉。

（二）气血亏虚型

表现症状为眩晕，劳累即发，神疲懒言，气短声低，面色少华或萎黄，舌淡苔白，脉弦细。

1. 黄芪川芎兔肉汤

【配方】兔肉250克，黄芪30克，川芎10克，食盐少许，生姜2片。

【用法】将黄芪、川芎、生姜洗净，兔肉洗净切成小块，去油脂，用开水洗去血水，把全部用料放入锅内，加清水适量，武火煮沸后，文火炖2小时，加盐调味，饮汤食肉。

2. 当归生姜羊肉汤

【配方】当归15克，生姜3片，羊肉500克，食盐少许。

【用法】将当归、生姜洗净切片，羊肉剔去筋膜洗净切成条块。将全部用料放入锅内，加适量清水，武火煮沸后，捞去汤面浮沫，改用文火炖2小时，加盐调味，即可食用。

3. 归芎天麻炖母鸡

【配方】川芎10克，当归、天麻各15克，母鸡1只（约1 000克），生姜、料酒、葱、食盐各适量。

【用法】当归、川芎、天麻、生姜洗净，母鸡宰杀后去毛、内脏，将全部用料塞入母鸡腹内，缝线，置砂锅内，加适量清水，武火煮沸后，用文火炖2小时，去鸡腹内药材，加盐调味，饮汤食鸡。

（三）痰浊中阻型

表现症状为眩晕，倦怠，头重昏蒙，胸闷时吐痰涎，或少食纳呆，舌胖，苔浊腻或白厚，脉弦滑或弦滑数。

1. 橘皮饮

【配方】橘皮、法半夏、老丝瓜各10克，白糖少许。

【用法】将老丝瓜、橘皮、法半夏洗净，一同入锅，加水适量，煮30分钟，稍凉去渣，加入适量白糖拌匀，当茶喝，可常服。

2. 洋葱炒肉片

【配方】猪瘦肉60克，洋葱250克，食盐少许。

【用法】将洋葱洗净切片，猪瘦肉洗净切成薄片，用调味料腌制。起油锅，下洋葱炒香，调味，下猪瘦肉炒熟，勾芡略炒即可，随量食用。

3. 白术天麻兔肉汤

【配方】白术10克，天麻15克，生姜3片，兔肉250克，食盐少许。

【用法】白术、天麻、生姜洗净，兔肉洗净，去油脂，切块。起油锅，下兔肉及生姜略炒香，下白术、天麻，加适量清水，武火煮沸后，捞去汤面浮沫，改文火炖2小时，去药渣，加盐调味，即可食用。

（四）阴阳两虚型

表现症状为眩晕耳鸣，气喘难卧，神疲乏力，手足麻木，腰膝乏力，尿频，夜尿多，舌质淡，脉沉细无力。

1. 枸杞粥

【配方】枸杞子30克，大米100克。

【用法】将枸杞子洗净，大米淘净，一同放入锅内，加适量清水，煮成稀粥即成，每日一次，宜常服。

2. 炖牛髓

【配方】牛髓骨500克，熟地、黄精各30克，食盐少许。

【用法】将牛髓骨洗净，加熟地、黄精，同放入锅内，加适量清水，慢火炖2小时，去药渣，加盐调味，即可食用。

3. 炖猪腰

【配方】猪腰2个，杜仲20克，核桃肉30克，猪油、食盐各适量。

【用法】将猪腰切半，剔去中间筋膜，反复用清水漂洗干净，杜仲、核桃肉洗净。将全部用料放入锅内，加适量清水，慢火炖2小时，去药渣，加盐调味，即可食用。

高血压的病机为本虚标实，虚为肝肾不足、气血亏虚，多见于高血压后期；实为肝阳上亢、风阳上逆，多见于高血压早期。因此，高血压初起可选用夏枯草猪瘦肉汤、芹菜拌豆腐等食疗方，后期可选用黄芪川芎兔肉汤、炖猪腰等食疗方。

高血压患者应禁烟酒。吸烟会刺激血管收缩，饮酒过量或喝烈酒会使血压升高。其他的一些刺激食物，如辣椒、咖啡、浓茶也应慎用。高血压患者可供给必要的营养，特别是含蛋白质、维生素C及维生素B类食品。要防止便秘，可食粗纤维食物。下列验方适用于多型高血压：鲜菠菜置沸水中烫3分钟，以麻油拌食；山楂10～12克，水煎服用；灵芝6～9克，水煎服用；白木耳或黑木耳3～6克，浸泡过夜，加适量冰糖煎煮2小时，睡前服用；海参30克，加冰糖煮烂，空腹食用。

其他如苋菜、西红柿、苦瓜、芹菜、苹果、雪梨、柿、海带等均可常食。

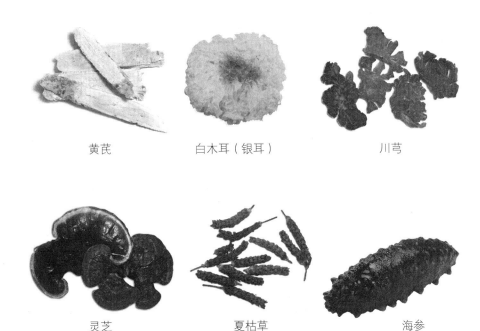

黄芪　　　　　　白木耳（银耳）　　　　川芎

灵芝　　　　　　夏枯草　　　　　　海参

中风的预防（四）
——糖尿病饮食疗法

糖尿病是因机体内胰岛素出现相对或绝对的分泌不足，引起糖代谢功能紊乱、蛋白质及脂肪的代谢也相继出现紊乱的一种疾病。糖尿病可出现周围动脉硬化所致的继发症状，如中风、白内障、肾性高血压、肾功能不全、冠心病等，以及皮肤或其他部位的继发性感染。因此，治疗糖尿病对于预防中风的发生有着重要的临床意义。

糖尿病临床辨证可分为肺胃热盛、脾虚气弱及肝肾阴虚三型。

（一）肺胃热盛型

1. 石膏粥

【配方】生石膏30克，麦冬10克，大米100克。

【用法】先煎石膏、麦冬，大米淘净。先将石膏、麦冬煎后去渣取汁，同大米共煮成稀粥，每日服1次，可常服。

2. 山药玉竹白鸽汤

【配方】山药、玉竹、麦冬各30克，白鸽1只，食盐少许。

【用法】将白鸽宰杀后去毛及内脏，洗净切成小块，山药、玉竹、麦冬洗净。把全部用料放入锅内，加适量清水，武火煮沸后，文火炖2小时，加盐调味，即可食用。

3. 玉米须猪胰汤

【配方】玉米须30克，新鲜猪胰1具，食盐少许。

【用法】玉米须洗净后剪碎，猪胰洗净后切块。把剪碎的玉米须撒于猪胰表面，置于锅内，加适量清水，用文火炖煮40分钟即可，每天服1剂，可常服。

（二）脾虚气弱型

表现症状为形体消瘦，神疲困倦，气短懒言，四肢乏力，纳呆便溏，舌质淡，薄白苔，脉沉细。

1. 猪胰汤

【配方】猪胰1具，薏苡仁30克，黄芪15克，山药60克，食盐少许。

【用法】将猪胰洗净，切块，薏苡仁、黄芪、山药洗净。把全部用料放入锅内，加适量清水，文火煮1小时，加盐调味，即可食用，每日1剂，可常服。

2. 高粱猪肚粥

【配方】高粱米90克，莲子肉、猪肚各60克，胡椒3克，大米适量。

【用法】将高粱米炒至褐黄色有焦味为止，除掉上面多余的壳。把猪肚、莲子肉、胡椒洗净，与高粱米同放入高压锅内，加清水适量，武火煮沸后，文火煮至高粱米熟烂为度，调味即可食用，每日1剂。

3. 芡实炖老鸭

【配方】芡实200克，老鸭1只（约1 000克），食盐少许。

【用法】芡实洗净，老鸭宰杀后去毛及内脏，洗净。把芡实纳入鸭腹内，置锅中，加适量清水，武火煮沸后，改用文火炖2小时，等鸭肉烂熟，加食盐调味，即可饮汤食肉。

（三）肝肾阴虚型

表现症状为小便频数，量多，夜尿甚频，口渴引饮，大便干结，伴头晕耳鸣，腰酸膝软，视物模糊，男子阳痿，女子闭经，舌红少苔，脉沉细，尺脉弱。

1. 玉米须煲龟

【配方】鲜玉米须100克（干品50克），乌龟1只（约500克）。

【用法】先用开水烫乌龟，排净尿，宰杀后去除肠杂、头、爪，玉米须洗净，把全部用料同放入高压锅内，加清水适量，慢火熬2小时，加盐调味，饮汤吃肉。

2. 黑豆塘虱煲

【配方】塘虱鱼1条（约250克），黑豆100克，生姜、葱、食盐各少许。

【用法】将黑豆，拣净杂质，加清水浸透，塘虱鱼去鳃及内脏，洗净，起油锅，将塘虱鱼及生姜稍煎，再放黑豆入锅内，加适量清水，先武火煮沸，改文火煮2小时至黑豆熟烂，加葱、盐调味，即可食用。

3. 熟地山药瘦肉汤

【配方】熟地20克，山药、泽泻各30克，小茴香3克，猪瘦肉60克，食盐少许。

【用法】将熟地、山药、泽泻、小茴香洗净，猪瘦肉洗净切块。把全部用料放入锅内，加适量清水，武火煮沸后，文火煮1小时，调味即可，吃肉饮汤。

祖国医学称糖尿病为消渴。消渴可分为上消、中消、下消，上消辨证以肺胃热盛为主；中消以脾气虚弱或胃阴不足为主；下消以肝肾阴虚为主。可根据不同的证型选择不同的食疗方。

糖尿病患者应该控制主食量，做到定时定量。主食量应根据患者情况而定，一般患者每天主食量250～350克，重体力劳动者每天350～450克，肥胖者200～250克。如饥饿甚则可以选用含碳水化合物量低的蔬菜、水果充饥。控制蛋白质、脂肪、碳水化合物的摄取量。因为蛋白质摄入量过多会引起蛋白质的代谢异常，脂肪摄入量过多易产生酮体而引起中毒，碳水化合物摄入量过多可使血糖过高，加重胰岛细胞负担。另外，要保持充足维生素摄入量，维生素有调节体内代谢作用，尤其是维生素B在糖代谢过程中具有重要作用，故饮食中应注意补充。

糖尿病患者宜多食各种豆制品、豆芽、叶菜类、瓜茄类、萝卜、西红柿等新鲜蔬菜及猪、牛、羊、鸡、鸭、鱼的瘦肉部分。应避免食用多种食糖、糖果、糕点、果酱、蜂蜜、甜食、奶油、土豆、动物脂肪、酒、油炸食物及含碳水化合物高的水果等。

针灸可治疗针眼

做公关工作的许小姐拥有一双旁人羡慕的迷人大眼睛，却偏偏在眼睑上长针眼。麦粒肿（别名睑腺炎）在她两个眼睑上此起彼伏，不仅发痒胀痛，还相当影响美观。她自己买了消炎眼药水和金霉素软膏，点了一两个月都没见效，还时常被同事取笑看了不该看的东西。许小姐很郁闷：我平时和别的姑娘一样挺注意眼部卫生的呀，为啥偏偏只有我长麦粒肿？但她又害怕眼部手术操作，一时不知道该怎么办？

（一）脾胃火旺，易长针眼

麦粒肿一般是指在眼睑上长有小疖肿，形似麦粒，易于溃脓的眼病，又称"针眼""眼丹"等。

根据中医理论，从眼睛呈现出来的疾病恰好能反映体内脏腑的健康状况。脾胃主管双眼睑，因此眼部麦粒肿多发于脾胃蕴热者。现代上班族熬夜应酬多、压力大，又喜好辛辣食物，容易使脾胃"积火"。一旦气温变化外感风热，积热与外风相搏，火热结聚，就会在眼睑处激发生成眼睑红肿硬结，一开始出现疼痛和触痛，随着红肿渐形扩大，数日后硬结顶端还会出现黄白色脓点，破溃后脓自流出。

（二）局部"火针"，多可一次治愈

在麦粒肿刚发起来的时候，有红色硬结，还没有化脓，那时候针灸效果最好，只需要从手足或耳部取穴针灸泻火就有效。如果麦粒肿已经化脓，就需要在局部施"火针"泻火了。临床治疗实践证明，用"火针"疗法治疗麦粒肿效果很明显。具体治疗时，医生将小号"火针"在酒精灯上烧红，对准麦粒肿的粒状体微隆起部的正中或麦粒肿的脓点正中针刺，速进速出。一般针后脓血即流出，患者顿感疼痛减轻。然后，轻轻挤压麦粒肿，用干消毒棉球擦去脓血，外敷金霉素眼膏。多数人针一次就可治愈，早期带有眼部炎症的患者可能要针3~5次，治愈率达80%。

目前，广州部分社区卫生服务中心开设针灸保健民营医疗保健机构，为市民提供麦粒肿针灸服务。对此，提醒大家，虽然局部火针治疗麦粒肿见效快，但要十分小心，因为眼球周围的血管很丰富，一不小心一针扎到血管就会造成眼睛周围出血，因此，最好前往有资质的大医院操作。从安全性考虑，若麦粒肿还未化脓、脾胃蕴热不明显者，治疗麦粒肿宜首选距离眼部较远的穴位施针，即远端取穴，通过在手足、耳朵等远离眼部的穴位上，找到与眼部相关穴位如风池、三阴交、曲池、内庭等处来针灸，可活血散结、泻头面之风热，一般经1~3次治疗，麦粒肿可痊愈。

（三）提醒"针眼族"三大注意

从麦粒肿冒出至其化脓期间，切忌挤压，以免细菌挤入血液，造成严重后果。可用清洁热毛巾拧干后，敷患处15~20分钟，每日2次。禁食辛辣、有刺激性的食物。

针灸也能去湿

中医认为，春季的关节病、肌肉疼痛是湿邪加重引起的。特别是天气返潮，一些有过关节病或肌肉明显劳损的人更容易旧病复发。春天虽然自然界和人体内的阳气开始逐渐回升，但回南天一到，湿度过高、阴气过重，人体的血循环便受影响。不爱运动且日常工作生活要久坐、久站、伏案的人群，颈椎、腰椎和四肢的关节更容易沉重乏力，甚至周身不舒畅，这是湿邪侵犯人体的明显症状。

除了用各种办法尽量保持居所和工作环境的干爽外，每天最好抽1～2小时做做运动，促进血液循环，保持周身气血的流畅，通则不痛。有明显湿重症状者，可尝试到正规的医疗场所拔火罐或做温针（将艾段套在针灸的针柄上烧）治疗。至于日常保健，如果家里有能起温热效果的理疗器械，每天针对发痛的关节和肌肉部位适当做一两次，也能起到一定的保健效果。另外，也可上药店简单地买些艾条，点着后对着发痛的关节穴位"悬灸"，即离开皮肤1～2厘米施灸，令皮肤潮红并感到温热即可。还可在穴位上隔上一片薄薄的生姜片，再将点着的艾绒放在上面灸，称为"隔姜灸"。

下面几个穴位一般较容易操作，且有明显温阳散寒、疏经活血和祛湿作用：

- 足三里穴　膝盖髌骨外下方膝眼，直下四横指，胫骨外侧一横指即是。
- 大椎穴　第七颈椎（低头时颈项部最突出的椎体）棘突下方凹陷处。
- 关元穴　肚脐直下四横指处。

小针刀疗法适应证

小针刀疗法是运用现代科学知识和方法，总结现代骨伤科关于软组织损伤和骨关节损伤的最新成就。该疗法将针刺疗法和手术疗法融为一体，是中西医结合的新疗法，在治疗慢性软组织损伤和骨质增生类疾病方面取得了独特的疗效。其具有痛苦小、见效快、花钱少、变不治为可治、变复杂为简单、变难治为速愈等特点，深受广大患者欢迎。

小针刀疗法由朱汉章医生发明，推广至临床已将近二十个春秋，经过不断的发展和完善，其治疗的适应证已逐渐增加，临床疗效也非常显著。广州中医药大学第一附属医院较早开展小针刀疗法，多年的临床实践证明，其在内科、外科、妇科、儿科的多种疾病上有独特的疗效，在骨伤科疾病的治疗上尤为普遍。

小针刀疗法最主要的适应证为慢性软组织损伤，如各种因软组织病变引起的痛症、滑囊炎、各种腱鞘炎、肩周炎、第三腰椎横突综合征、骨性关节炎、颈椎病、项韧带损伤、胸锁乳突肌肌腱炎、冈上肌损伤、冈下肌损伤、肩胛提肌损伤、肱骨内上髁炎、髂腰韧带损伤、慢性腰臀部肌损伤、腰椎间盘突出症、风湿及类风湿性关节炎等。

特色疗法显奇效

在经络疗法的大理论下，加上中医辨证治疗的理念，针灸科发展出一系列颇为神奇的特色疗法。有别于内服药物治疗，针灸科特色疗法的优点在于，对适合的疾病具有较好的疗效且治疗时间较短，有的疾病甚至可有立竿见影的效果。不过也提醒大家，针灸科特色疗法的专业程度很高，有些甚至具有一定的风险，如需接受治疗，建议至正规医院的针灸科。

（一）自血疗法，治过敏性疾病，快速见效

【适合疾病】荨麻疹、过敏性鼻炎、支气管哮喘等。

【操作方法】从患者静脉抽4毫升血液，根据辨证注入相应的穴位或阿是穴，每个穴位2毫升。

所谓自血疗法，可以简单理解为抽自身的血来治疗。在针灸科特色疗法门诊中，自血疗法比较常用，一般一天有几十个患者接受该治疗方法。

根据中医经络疗法的理论，抽自体血，有疏通经络的作用；而将血液注射到相应的穴位或阿是穴，又能够起到一定的刺激作用。再根据中医的体质辨证，有针对性地选择穴位，从而实现治疗目的。

自血疗法对一些过敏性疾病的治疗效果十分突出，如荨麻疹、过敏性鼻炎、支气管哮喘等。例如，荨麻疹用传统中西医治疗方法，西医效果不明显，中医药物的治疗时间较长，通常需要2～3年。以一例荨麻疹患者为例，采用自血疗法辅以贴

耳穴，轮流取肺俞、血海、膈俞穴进行治疗，每周1～2次，治疗3个月，荨麻疹就痊愈了。

不过，要注意的是，自血疗法的操作难度很大。抽血之后，如果时间把握不好，血液凝结了再注射，效果就大打折扣。操作过程中，还要避免注射进神经或其他组织里。因此，自血疗法看似简单，实际上专业程度高，一定要到正规医院治疗。

（二）刺血疗法，治经络不通，祛瘀泄热

【适合疾病】急性腰肌扭伤、偏头痛、高血压头痛、面瘫、风湿性关节炎、颈椎病、腰椎病、女性月经不调等。

【操作方法】取相应的针刺穴位或阿是穴，通过针刺、拔罐等方法使之出一定的血量。

刺血疗法，与传统的"放血治疗"是相同概念。放血疗法在古代的中西医中都有所运用，典型的案例莫过于"华盛顿死于放血疗法"。刺血疗法具有一定的风险，这也是刺血疗法一直备受争议的一大原因。

其实，中医的刺血疗法和西方的放血疗法是有区别的。在临床治疗中，刺血疗法已经是一个十分规范的操作，治疗的风险很小。不同人、不同疾病、不同病情需要放多少血，因人的体重而异，目前已有科学的计算方法。

同样是以经络理论为基础，刺血疗法最大的特点在于疏通经络、祛除血瘀，对经络不通的疾病治疗甚至有立竿见影的效果。例如，对急性腰肌扭伤，用皮肤针叩打腰部加拔火罐出血，可迅速缓解症状；治疗偏头痛在耳尖放血，治高血压头痛在太阳穴上放血，效果都很明显。由经络不通引起的疾病很多，刺血疗法可以治疗的范围较广，例如风湿性关节炎、颈椎病、腰椎病、女性月经不调等。刺血疗法还有泄热的作用，因此，对面瘫、偏头痛等病也有较好的疗效。

（三）穴位敷贴，可治疗痛症、消化系统、呼吸系统等疾病

【适合疾病】乳腺增生、子宫肌瘤、慢性胃病等。

【操作方法】将相应药物磨成粉末、制成膏状，敷贴于穴位上。

"穴位敷贴"听起来比较陌生，但"天灸"想必大多数人都有所了解。在每年三伏天、三九天的特定日子，将特制的药物敷贴于穴位，从而达到治疗的目的。穴位敷贴也是同样的道理，只不过这种治疗不受时间限制，日常也可使用。

临床实践证明，穴位敷贴的止痛效果较好，可用于乳腺增生、子宫肌瘤等病的治疗。另外，对于一些消化系统、呼吸系统疾病，如慢性胃病、慢性泄泻、支气管哮喘、慢性支气管炎等，坚持穴位敷贴也有较好的疗效。

相对于其他特色疗法，穴位敷贴治疗时间较长。不过，这种疗法也有一个操作简便的优势，只要在医生的指导下找到正确的穴位，日常在家也可自行敷贴。不过，要注意的是，虽然穴位敷贴看似简单，但敷贴时间过长也会灼伤皮肤。因此，在家自行敷贴的人一定要遵医嘱，把握好敷贴时间。

（四）穴位埋线，可治病，还可局部减肥、美容祛斑

【适合疾病】癫痫、中风、哮喘等，以及黄褐斑、雀斑、局部肥胖。

【操作方法】用可以吸收的羊肠线，用特制的针头推送进穴位。

"埋线"听起来是一个西医外科的治疗方法，事实上，这种中医门诊展开的疗法也具有一定的中西医结合特色。穴位埋线所使用的材料是羊肠线，也就是西医外科手术中常用的器材。羊肠线在人体内7～14天可以被吸收。穴位埋线正是利用羊肠线的这个特点，将羊肠线埋在特定的穴位中，形成持续性的刺激作用，从而达到调节经络的作用。

穴位埋线对癫痫、中风、胃肠病、哮喘等疾病治疗效果好。难治性癫痫是穴位埋线临床研究的一种有效疾病，正确的用药加上穴位埋线治疗可以有效地控制难治性癫痫的发作。另外，当下穴位埋线的一个热点还在于

减肥美容，通过将羊肠线埋在相应的穴位中，可祛雀斑、黄褐斑等，或局部减肥。

穴位埋线的操作手法相对简单，使用特殊的注射针头再结合针刺用的毫针，将羊肠线推送进穴位即可。对患者来说，这种治疗方式也比较"省事"，一次治疗的时间短，可持续的时间长，不需要频繁到医院进行治疗。不过，穴位埋线的技术性比较强，操作不当可能导致化脓、创口溃烂，因此一定要找专业医生进行操作。治疗请到正规医院针灸科。

除了上述四大常用的特色疗法之外，针灸科还有小针刀、火针、蜂针等颇具特色的治疗方法。针对某些特定的疾病，这些疗法都有较强的疗效。有需要的读者可以到正规医院的针灸科进行咨询。

任督二脉，谁的没通

某省卫生厅厅长"打通任督二脉"的言论，如一石激起千重浪。一时间，坊间吵得沸沸扬扬。

有质疑任督二脉存在的；有笑谈他们"练了神功，从此飞花摘叶可以伤人"的；也有现身说法坚决拥护中医的……

那么，应该怎样看待这个事件呢？

（一）看不见任督二脉，意味着不存在吗

某省卫生厅厅长的"打通任督二脉"的言论，让有些人嘲笑、嘲弄了好一段时间。归根结底，是因为这些人根本不相信任督二脉的存在，在他们的认识中，任督二脉是只存在于武侠小说中的虚幻之物。甚至还有人撰文说，严谨解剖学都没有发现经络的存在，这就说明了经络根本就是虚无缥缈的东西。

任督二脉属于中医经络学说的内容，是人体经络系统的组成部分。在中医，特别是针灸、推拿和气功方面，对任督二脉的研究和应用比较广泛。

（二）任督二脉，本就是通的

其中任脉，循行于人体正面正中线，有保健、补肾填精、养血生津以及调理气机等功效；而督脉，行于背部正中，能推动气血运行，从而温煦脏腑、调理气血。也就是说，任督二脉可以通过调节人体十二经脉的气血，从而调节整个人体的经络系统，达到平衡阴阳的目的。最关键的是，一个

正常的健康人，其任督二脉本来就是通畅的。中医认为，如果任督二脉不通，小孩就无法正常生长发育，大人则会出现各种疾病。这是因为，经络是人体气血运行的通道，健康人的气血能正常运行，说明其经络必然是通畅的。

不过，厅长"打通任督二脉"的说法，从专业来讲，还是有失稳妥、不够严谨客观的。武侠小说里，打通了任督二脉的人，才可能成为内功高手。所谓打通，就是原来不通，通过各种方法才使其变得通畅的。

事实上，人体的任督二脉本来就是通畅的，只不过因为气血不足、经气流动慢等各种问题，出现了任督二脉阻滞的情况，这时人体就会出现各种健康问题。而针灸、推拿、气功等方式，能够调理任督二脉，疏通经气、畅通气血。所以，厅长的"打通任督二脉"改为"通调任督二脉"，这就比较妥当了。

（三）胸背腰腹病，都能顾及

到目前为止，还不能找到经络存在的物质现象。这种看不见、摸不着的东西，通过针灸、推拿、气功来激发它，就能感觉到有"气"在任督脉的路线上走动和传导。这种情况，专业上称"得气"或"感应"。出现这种现象后，就能起到有病治病、没病保健的作用。

有人说打通任督二脉后，原来所患的疾病就痊愈或者好转了。甚至有传说原本是乙肝患者，练了气功、通了任督二脉后，乙肝也转阴了。这些说法都一定程度上夸大了通调任督二脉的保健功能。

任督二脉的循行是从人的头顶，沿着躯干的正中画一个圈。具体而言，就是任督二脉上连着大脑，下连着内外生殖器官，中间经过心、肾，行于躯干正中一周。任脉上有24个穴位，包括很多人都熟悉的关元、气海、膻中等，它们能主治腹、胸、颈、头面的局部病症，并有强壮作用，也可治疗神志方面的疾病。督脉上有28个穴位，比如百会、大椎穴等，主治神志病，热病，腰骶、背、头项局部病证及相应的内脏疾病。

在临床的具体应用上，医师会通过针刺、艾灸以及推拿等方法刺激穴位，以激发经气、调节阴阳，发挥经络和腧穴的共同调节作用，以达到防治疾病的目的。比如大家熟悉的关元穴，属于任脉其中一穴，它位于肚脐下三寸处（一个中指节为一寸），有温肾益精、回阳补气、调理冲任、理气除寒的功效，同时具有强壮作用，为保健要穴。平时可用艾熏，以热力刺激，可强身健体，固本培元；还有督脉的代表穴大椎穴，其在背部后正中线上，第七颈椎棘突下凹陷处，有宣阳解表、祛风散寒、理气降逆、宣肺平喘的作用。平时拔罐于其上，有振奋阳气、预防感冒的作用。

（四）通调二脉，保健养生

通调任督二脉，就是通过各种治疗或锻炼来调理任督二脉，这样可以使气血足、阴阳和，人自然就精力充沛、精神状态良好。

通调任督二脉对身体确有益处，但也不会是立竿见影、包治百病的。任何一种医疗手段和方法都有其局限性，中医的各种治疗方法也是如此。

所以，大家不要盲目相信"打通任督二脉"能迅速"治愈既往疾患"的说法。这只是一些没有真正认识中医的患者（或者练气功者）说出的一段不严谨、缺乏客观依据的话。

当然，全面否定经络、任督二脉，也是一种丢弃传统文化精华的偏执行为。要知道，现在不仅仅是中国人在吃中药、做针灸，全世界很多黑皮肤、白皮肤、蓝眼睛等各个种族的人都开始认可并接受扎针烧艾这种传统的中医治疗。

在美国，针灸已经被国家接受并用于治疗疾病，虽然他们也看不到经络的存在，但已经开始在接受和学习我们的传统医学。作为炎黄子孙，我们为何要把自己祖宗几千年来总结的经验，不加以认真学习和分辨，就拒之门外、嗤之以鼻呢？

晨起身体僵硬怎么回事

一般来说，要注意区分正常生理现象和病理症状。前者出现晨僵的原因是由于在睡眠时人体许多生理功能发生变化，使机体代谢产物堆积。一部分中老年人因为身体某部分肌肉或关节长期慢性劳损，其周围组织会出现轻微渗液或充血水肿，引起关节周围肌肉组织紧张，导致关节肿痛或僵硬不适。再加上许多人睡觉时姿势固定或者睡中受寒着凉，中医上说寒主收引，使肢体关节周围循环不畅情况加剧，所以身体关节僵硬感会比较明显。但是晨起适当活动后，随着肌肉的收缩，水肿液会被淋巴管和小静脉吸收，晨僵也会随之缓解。此外，晨起后人体阳气渐运行于外，推动人体脏腑进行各种机能活动，而人体主要关节处——肩颈腰部刚好是手足太阳经以及督脉巡行的部位，统帅全身阳气，适量的活动可以疏通经络，促进全身气血运行，达到缓解僵硬的目的。

另外，这种"晨僵"也是某些疾病发出的信号，应当引起大家的重视。在临床上，晨僵常是类风湿关节炎的早期症状，表现为左、右对称性的关节晨僵，并且持续时间较长，关节在静止不动后会出现半小时至一小时的僵硬。好发于手指的近指间关节，次为趾、腕、膝、肘部，并伴有肿痛，病情起伏。

但是晨僵并非类风湿关节炎所特有，其他如腰颈肩背部的肌筋膜炎、骨关节炎、系统性红斑狼疮、纤维肌痛、强直性脊柱炎、银屑病性关节炎、反应性关节炎等均会出现晨僵。对于不同类型的疾病，晨僵表现亦不同。比如强直性脊柱炎的关节僵硬，常在腰臀部，活动后减轻，伴臀部疼痛和腰部活动受限。因此，仅有晨僵症状还不能明确诊断是哪种疾病所致，要经过医生的综合判断才能确诊。

在日常的生活中，大家要注意积极防治：一是要合理饮食起居，不要乍冷乍暖，根据天气变化增减衣物，增强营养，注意饮食的科学性；二是适当运动，但不可过度劳累，如可散步、打太极、练五禽戏等；三是注意休息，保持健康良好的心理状态。

【温馨提示】凡是有晨起关节僵硬的中老年人，建议去正规医院接受诊治，以便早期发现问题，早期治疗。

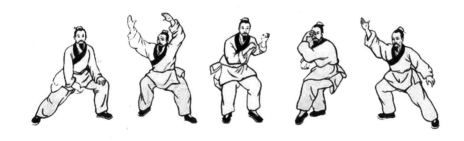

晨练后该不该睡回笼觉

晨练可以使人充满活力，但有一些老年人喜欢在晨练完后睡个回笼觉。有人认为，晨练后立刻睡觉，身体会由运动状态转为相对静止状态，使代谢废物积聚于体内，不利于心肺功能的恢复。晨练后睡回笼觉真的会损害健康吗？老年人在晨练后又有哪些方法帮助恢复体力？

（一）睡回笼觉有助于恢复体力

老年人普遍存在睡眠质量欠佳的问题，平时因失眠到医院求诊的老人也不在少数，再加上一般老百姓缺乏计算适合自己运动量的具体认知，所以很容易在失眠及运动量过大的情况下，造成身体负荷过大。但老年人体力较差是个不争的事实，所以这部分老年人在晨练后选择睡回笼觉也是属于正常的生理需要。

对于长期失眠的老年人来说，即使在白天感到困倦，也不应抑制自己睡眠的欲望，只要感到有睡意，就要尽快上床睡觉。有部分老年人害怕白天睡着了，夜晚就会失眠，其实这种想法是错误的。长期缩减睡眠时间，只会阻碍体内促进睡眠的激素分泌。而且，晨练后适当补眠有助于老年人加快恢复体力，这并不会对身体健康造成不良影响。

（二）开窗换气再补觉

值得注意的是，晨练后心肺活动仍处于较高水平，即使要进入睡眠状态，仍要保证身体有较高的吸氧量。而经过一夜的睡眠后，卧室的空气会比较浑浊，此时如果不打开窗户帮助室内换气，人就会因空气不流通而感到不舒服，这的确会影响心肺健康。所以，老年人在睡回笼觉前最好先打开卧室的门窗，赶走昨夜遗留下的"废气"。在睡眠时，同样要保持室内外的空气流通。

（三）晨练应以身心舒畅为原则

老年人晨练应以身心舒畅为原则，晨练时要把握好运动量。若在晨练后没有神清气爽的感觉，反而是疲倦乏力的话，则说明要降低运动的强度和减少运动的时间了。另外，老年人在晨练结束时要做些整理运动，如缓慢的徒手体操、散步、原地踏步等，适当调节一下身体状态，也能起到减轻疲劳的作用。

打完疫苗需戒口吗

　　读者赵女士前几天带5岁的孩子打了疫苗。因为孩子那天胃口不错，就带了孩子吃四川火锅。后来跟朋友聊天时，朋友说打完疫苗最好不要吃太热气的东西，说是对孩子身体不好。

　　中医认为打完疫苗后"正邪相争"，进食发物可能会造成反作用。因此不要吃大蒜、辣椒等刺激性食品和鸭肉、鹅肉、牛肉、蛋糕、竹笋、鱼头等发物。此外，还要适当休息，不要做剧烈运动。一般来说，大人可以当天洗澡，天气冷时婴幼儿最好第二天洗澡，以免受寒着凉。有些人打完疫苗后会出现发热、红肿、疼痛等"接种反应"，如果不严重，只要好好休息、多喝开水、对红肿部位进行热敷24小时内，就会好转。尤其是宝宝打了卡介苗后接种部位会出现红肿，形成白色小脓疱，家长注意不要让孩子碰撞或弄破脓疱，防止感染。如果个别出现发高烧，那么最好及早就医，不要延误病情。

生命在于脑络通
——从脑络通胶囊的组成谈其临床应用

"上楼坐电梯，出门就打的；饮食不节制，健康出危机。"这正是大部分现代人的生活写照，特别是中老年人，这种不健康生活方式导致许多重大疾病的普遍发生，越来越严重影响人们的健康水平和生活质量。"经络不通，百病由生；脑络不通，脑病蜂起！"比如说心脑血管疾病，以及与心脑血管、神经病变相关的症状——头痛、眩晕、心慌、半身不遂、肢体发麻、神疲乏力等。

生命不容威胁，大病造就良药。脑络通胶囊正是为了应对这些重大疑难疾病而研制的。它由丹参、川芎、黄芪等药物组成，具有补气活血、通经活络的作用，适用于气虚血瘀的心脑血管疾病等，其原理暗合清代名医王清任的补阳还五汤，二者均立足于这些疾病的发生是由于元气亏损，不能推动血液运行，以致脉络瘀阻，疾病丛生。因此重用黄芪大补脾胃元气，令气旺血行，瘀去络通。现代研究证明，黄芪可直接扩血管，对缺氧的神经细胞有一定的保护作用，还能促进DNA、RNA和蛋白质合成，提高血浆和组织中cAMP和cGMP含量，增强免疫功能。川芎、丹参活血通络而不伤气血，为佐药。现代研究证明，二者同用具有改善微循环、降低血液黏度、抑制血小板聚集、促进血栓溶解、减轻自由基损害、抑制突触小体膜氧化、减少神经元凋亡、增加脑皮质血流量、促进神经系统恢复等作用。

基于以上作用，脑络通胶囊可以广泛应用于气虚血瘀型心脑血管疾病的一级预防和二级预防。

气虚血瘀的患者平素可以表现为神疲乏力，少气懒言，呼吸气短，自汗且活动后加重，肢体麻木，口唇青紫，舌质暗淡有瘀斑、瘀点等。

一级预防是指有心脑血管疾病的倾向、前兆，但是暂时没有发生这些疾病，可以使用该药物来预防这些疾病的发生。心脑血管疾病的先兆有什么表现呢？

中老年人，特别是老年人，如果出现以下症状，则可能是心脑血管疾病的先兆，要特别注意预防：头晕，特别是突然发生的眩晕；头痛，与平日不同的头痛即头痛突然加重或由间断性头痛变为持续性剧烈头痛；肢体麻木，突然感到一侧脸部或手脚麻木，有的为舌麻、唇麻或一侧上下肢发麻；突然一侧肢体无力或活动不灵活，时发时停；暂时的吐字不清或讲话不灵；突然出现原因不明的跌跤或晕倒；精神改变，短暂的意识丧失，个性的突然改变和短暂的判断或智力障碍；出现嗜睡状态，即整天的昏昏欲睡；突然出现一时性视物不清或自觉眼前一片黑蒙，甚至一时性突然失明；恶心呕吐或呃逆，或血压波动并伴有头晕、眼花、耳鸣；一侧或某一肢体不由自主地抽动；鼻出血，特别是频繁性鼻出血；心慌憋闷感。出现这些症状，可以在医生的指导下使用脑络通胶囊，减轻症状，降低疾病发展的危险度，提高生活质量。

二级预防是指对已经发生心脑血管疾病、冠心病的患者采取防治措施，目的是改善症状、降低病死病残率，同时防止脑血管病、冠心病的复发。心脑血管疾病二级预防的主要措施有两个：一个是寻找和控制危险因素；另一个是可靠持续的药物治疗，提倡"双有效"，即有效药物、有效剂量。吃吃停停，停停吃吃，是心脑血管疾病二级预防的禁忌，不但效果不好，而且更危险。脑络通胶囊就是属于这样一种适宜于长期服用的中成药制剂，扶正不留邪，祛邪不伤正，治疗疾病，改善症状，又不会产生对肝肾功能、血液系统等的不良影响。

国球与健康

　　一年不见老沈了，昨天在街上，他大老远就在叫我，我看了半天不敢认他，生怕认错人。没错就是他，可以前的老沈体态臃肿：大腹便便、一副老态龙钟的样子，走起路来一晃一晃的；眼前的他身体结实、神采奕奕，连讲话声音也洪亮了，难道老沈得到了什么返老还童术？

　　原来是这样的，老沈因工作关系需要经常应酬，一周也难得在家吃上一两顿，酒大口大口地喝、肉大块大块地吃已是习以为常。一次体检，结果让老沈吓了一大跳，血脂高了，血压高了，血糖也高了。看来该是改变生活方式、参加体育锻炼的时候了，因此老沈选择了打乒乓球，一年后奇迹出现了，血压、血脂、血糖正常了，身体变结实健康了。

　　打乒乓球真有这样神奇的效果？回答是肯定的。别看这球又小又轻，打起来一点也不轻松，打球时不仅要靠手臂的力量，还要有腰、腿以及全身配合，乒乓球运动需要爆发力，即快速运动的力量。打乒乓球时，手臂不断地挥拍击球，不断地随对方来球落点的变化迅速移动脚步。据统计，在一场激烈的乒乓球比赛中，运动员挥拍一千次以上，脚步移动1 000～3 000米，如此大的运动量，长期坚持下去，就能有效地消耗体内积聚的脂肪，减轻体重，最终达到降血脂、降血压、降血糖的目的。而且乒乓球运动具有一定的竞技性和趣味性，不像跑步那样单调乏味，容易半途而废。有些乒乓球友年轻时就开始练球，六七十岁时还身材矫健地出现在球馆里。

你身边的保健医生

乒乓球运动之所以能成为老少皆宜的运动项目，除了其竞技性、趣味性的体育魅力之外，还在于它对于不同年龄、不同体质的人都有很好的保健作用。

打乒乓球比赛时，比分起伏变化，双方运用的战术更是多种多样，而乒乓球区别于其他球类的特点之一是个人独立作战，这就更能锻炼一个人的思想、作风、意志、毅力和聪明智慧。乒乓球爱好者都有这样的体会，在紧张的工作和学习之余，挥拍打一阵乒乓球后出一身大汗，有一种特有的惬意感，随之而来的是振奋的精神和旺盛的精力，第二天工作起来有一种身轻脑清的感觉。因此，乒乓球的这一特点就更能适合白领阶层，以及整天待在办公室，需要精神高度集中的中青年脑力劳动者。

由于打乒乓球时，要求"手急"，更要求"眼快"，球的来往速度飞快，来球落点或近或远，或左或右，或旋转或不转。为了做出准确的判断，多通过眼睛获得球的信息，眼球始终处在高速的运动中，并与大脑进行快速反馈联系。这种对眼睛及视力有调节的独特体育项目，对学业负担过重、长时间近距离看书的中小学生来说，可以有效地改善眼睛睫状肌的功能，对保护视力、预防近视都有积极作用。

在所有球类运动项目中，乒乓球的速度是最快的，由于球体小而轻，攻防转换迅速，它要求运动员必须在最短的时间内（一般不超过半秒钟），即对变化着的来球做出准确的判断和反应，迅速移动脚步，或搓或削，或打或拉，挥拍将球打过去。这种讲技术、讲战术、动脑筋的特点能很好地锻炼老年人的反应能力，锻炼人脑对周围事物的灵敏性。所以，打乒乓球可以预防老年痴呆，延缓老年人脑动脉硬化，保持良好的思维记忆力。所以，我国著名乒乓球名将庄则栋将打乒乓球的好处归纳为五个益处：一是养神，二是明目，三是练脑，四是助消，五是肢勤。

乒乓球专业运动员比赛时是为了打赢球，获取奖牌。但对业余爱好者来说打球主要是为了锻炼身体，有益健康，因此，在打球的心态、技术方面要有所侧重，一切以健康为目的。

首先是心态上，要以平和之心来练球、打球，不要计较输赢，注重切磋球艺，在球的来回中寻找乐趣，要重过程而轻结果，做到胜之淡然、失之坦然。也可以球会友，谈谈心，聊聊天，交流自己打球的心得，忘却生活中的烦恼，舒缓工作中紧张的节奏，这样自然心情舒畅，睡觉也香。

其次是打法上，如果是年轻力壮、体力充沛的，以锻炼力量、毅力为目的，可选择多奔跑、多起拍扣杀或拉弧圈球的进攻型打法。老年人或体质较虚弱人的以增强体质为目的，可选择少移步、少扣杀的防守型打法。如有慢性胃肠病，经常出现胃部不适、大便烂或容易拉肚子的人，建议练拉弧圈球打法，此打法拉球时引拍自后下向前上，上肢连同胸廓往上提升，全身包括内脏也随动作而上提，最适合于此类有胃下垂、慢性结肠炎等疾患的人练习。

打乒乓球与其他体育项目一样是把双刃剑，控制、练习得好有益于健康，反之也可影响身体甚至损伤身体，因此在练习时必须趋利避害，把损伤程度降至最低。

最常见的损伤是手臂或大腿肌肉的拉伤，碰到此种情况应该暂停打球，让肌肉恢复正常。预防的办法是打球前要充分活动肢体，冬天打球不宜一开始穿得太少，夏天在有空调设备的场地打球，冷气温度不宜开得太低。腰椎间盘突出症也是常见的较严重创伤，打球前同样要做好热身准备，注意身体的协调性，不要硬发力。一旦出现腰椎间盘突出，就要停止训练和打球，到医院看医生。有高血压、心脏病史的人打球时注意不能太激烈对抗，强度应循序渐进，出现心跳太快或不适时应休息或适当降低强度和减轻节奏。打球的场地不能太滑，准备一双专业的球鞋是必要的，以防滑倒损伤身体。

目前，全世界约有4亿人经常打乒乓球，在我国人们对这一运动更是情有独钟，是一项男女老少都热衷参与的全民健身活动。因此，乒乓球被称为"国球"。乒乓球也是我国的体育运动强项，在各类大赛中我国健儿屡屡获得金牌，观赏一场精彩的乒乓球比赛是生活中的一种享受。随着人们生活水平的不断提高，拥有健康的身体、饱满的精神是国人的不断追求，练习"国球"无疑将是人们最好的选择，让"国球"、健康永远陪伴着你。

秋天来了，你该吃点什么

秋天一到，北风一起，人们会感觉到口干鼻干，眼睛发痒，感冒后干咳不停。老年人会觉得胃脘不适，手足麻木，腰酸肢软。这就是秋燥作怪。该吃点什么呢？

1. 冰糖雪梨饮

【配方】雪梨2只，冰糖若干。

【用法】将雪梨洗净后连皮带核切碎，加冰糖若干，和水煮熟。因梨具有良好的润燥止咳作用，可作为秋令常食的保健食品。随着北风初起，感觉喉咙干痒，鼻子眼睛发痒，适合应用此方。

2. 栗子粥

【配方】栗子50克，粳米100克。

【用法】将栗子、粳米加水同煮成粥。因栗子具有良好的养胃健脾、补肾强筋、活血止血的作用，秋风一起，由于天气暂凉，中老年人或者平日有胃肠病或关节病的人此时会出现胃部不适、腰腿酸痛、关节痛等症状，适合应用此方。

3. 菊花萝卜汤

【配方】菊花6克，胡萝卜100克，葱花5克，食盐适量，味精2克，清汤适量，香油5克。

【用法】将胡萝卜洗净切成片，放入盘中待用。将锅上火，注入清汤，放入菊花、食盐、胡萝卜后煮熟。最后淋上香油，撒入味精，出锅后盛入汤盆即可。秋天所患的感冒，中医称之为秋燥，此时会感到喉咙干痛，低热，夜晚梦多，大便干结，小便短少，适合此方。

4. 银耳莲子糖羹

【配方】银耳10克，莲子6克，红枣10枚，冰糖适量，水淀粉适量。

【用法】将银耳泡发后，除去根部泥沙及杂质。红枣洗净去核备用。将锅上火，加入适量清水，放入银耳、莲子、红枣烧煮。待银耳、莲子、红枣熟后，加入冰糖调味，盛入碗中即可。秋季喉咙干、声音嘶哑、干咳少痰者适合此方。

5. 芝麻粥

【配方】芝麻50克，粳米100克。

【用法】先将芝麻炒熟，研成细末，待粳米煮熟后，拌入芝麻同食。适于便秘、肺燥咳嗽、头晕目眩者秋日经常食用。

6. 菊花粥

【配方】菊花60克，粳米100克。

【用法】先将菊花煎汤，再同煮成粥。因其具有散风热、清肝火、明目等功效，对秋季风热型感冒、心烦咽燥、目赤肿痛等有较好的治疗功效。

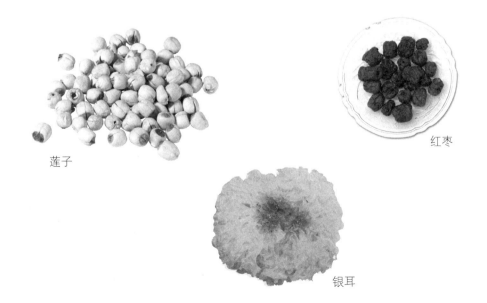

莲子

红枣

银耳

介绍几个冬季食养方

1. 素笋汤

【配方】冬笋200克，鲜汤250克，香菜梗、水发黑木耳、葱姜汁、精盐、味精、麻油各适量。

【用法】先将冬笋去皮洗净，切薄，放沸水中略烫后捞出，过凉水后捞出控水。黑木耳择成小朵，香菜梗洗净后切段。炒锅上旺火，放入鲜汤，加入葱姜汁、精盐、味精，再放入竹笋片、黑木耳片，待汤煮沸时，用勺子撇去浮沫，放入香菜梗，淋上麻油搅匀后盛入碗中。

2. 当归生姜羊肉汤

【配方】当归20克，生姜30克，羊肉500克，黄酒、调料各适量。

【用法】将羊肉洗净，切为碎块，加入当归、生姜、黄酒及调料，炖煮1～2小时，食肉喝汤。有温中补血、祛寒强身的作用，适用于神疲乏力、面色苍白、畏寒肢冷等血虚及阳虚的人群。

3. 冬笋鲫鱼汤

【配方】冬笋100克，鲫鱼1条（250克），黄酒、生姜片、精盐、味精、植物油各适量。

【用法】先将冬笋剥完后切成长丝，洗净，然后用沸水煮一下，以除去涩味。鲫鱼去鳞除去内脏，锅中放植物油烧热，放入鱼煎两面至皮微黄，烹入黄酒，加清水及笋丝、生姜片烧开后，略焖煮一会，加入精盐、味精即成。该汤可冬季健脾益气。

4. 三丁豆腐羹

【配方】猪肉丁150克，豆腐、番茄各250克，青豆50克，精盐、葱、味精、湿淀粉、麻油、鲜汤各适量。

【用法】先将豆腐切成丁，下沸水焯一下，沥干水待用。番茄烫去皮，去籽，切成小丁，烧热油锅，下葱略煸一下，放入鲜汤、豆腐、猪肉丁、番茄、青豆、精盐，烧沸，再加味精，淋上湿淀粉，出锅装碗，淋上麻油即成。该汤特点可滋阴润燥，补中益气，补脾健胃。

5. 核桃仁饼

【配方】核桃仁50克，面粉250克，白糖少许。

【用法】将核桃仁打为碎末，与面粉混合在一起，加水适量，搅拌均匀，烙为薄饼食用。该饼可起到补肾御寒、润肠通便的作用。

6. 羊肾粥

【配方】羊肾（或猪肾）1只，大米100克，调料少许。

【用法】将羊肾切开，剔去内部白筋，切为碎末，大米洗净，加入适量水及调料，煮1小时食用。本粥冬季尤有益气壮阳、填精补髓的作用。

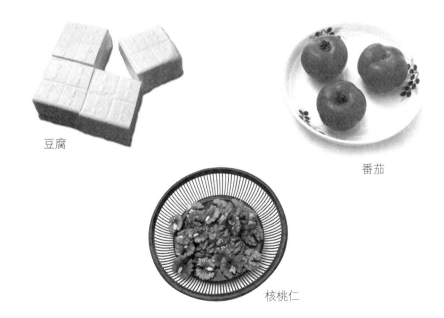

豆腐

番茄

核桃仁

不能错过的冬季补血佳品

寒冷天气里很多人都会手脚冰凉甚至全身发冷，这都是气血不足所造成的。冬季时节是个进补的好时节，俗话说，冬季进补来春打虎，冬季时节适当的进补可以增强身体抵抗力，让你远离疾病威胁，让你来年更加健康。那么冬季时节该如何补血呢？补血的佳品有很多，如当归、川芎、阿胶、首乌……但并不意味着只要你血虚就都适合吃。下面将教大家如何根据自己的身体情况选择最适合自己的补血佳品。

1. 当归

当归，被历代医家誉为"血中圣药"。当归性温，入肝、心、脾经，有补血活血、调经止痛、润肠通便的作用。当归并非只适合女性使用，凡是血虚、血瘀的患者，表现为血虚头痛、头晕心悸、面色萎黄、跌打损伤、皮肤感染、血虚肠燥便秘、虚寒腹痛等，都可一试。

（1）当归生姜羊肉汤——适于阳虚体质者饮用

这是一款特别适合寒冷季节食用的汤方，早在1 800多年前的中医经典著作《金匮要略》中已有记载。这款汤中当归有两个搭档，生姜能温中散寒，发汗解表；羊肉则性质温热，温中补虚。三者配合起来，可温中补血、祛寒止痛，特别适合阳虚体质者（脸色萎黄、畏寒怕冷、小便清长、白带清稀且量多）饮用。但对火大的人、湿气所致胃胀、腹胀以及长期腹泻者并不适合。

（2）当归龙眼大枣汤——推荐失眠多梦者服用

当归10克，龙眼15克，大枣30克，猪瘦肉250克，放入开水，用炖盅隔水炖1小时，即可饮用。有补血养心安神的作用，特别适合经常失眠、多梦的人群服用。中医认为心主血，经常熬夜、精神紧张的人，会暗耗心血，血虚就会引起心慌、心跳、睡不好、多梦。除了当归可以补血外，龙眼干可补脾养血，红枣味甘，性温，归脾、胃经，有补益中气、养血安神的功效。不过常口干舌燥、易上火、体质较燥热者不建议饮用。

（3）当归高丽参汤——适合气血双亏者饮用

当归15克、高丽参10克、猪瘦肉250克，加适量开水后，隔水炖1小时。高丽参有大补元气的作用，两者搭配特别适于大病初愈、气血双亏者饮用。

2. 阿胶

说到补血佳品，肯定绕不过阿胶。阿胶味甘，性平，归肺、肝、肾经，有补血、止血、滋阴、润肺的功效，常用于治疗血虚面色萎黄、眩晕心悸、心烦不眠、虚劳咳嗽、妇女月经不调等症。

阿胶排骨汤——推荐阴虚者服用

阿胶10克，枸杞子、首乌各15克，西洋参5克，排骨500克。将枸杞子、西洋参、首乌、排骨同时放进砂锅里，加水适量，待水开后，再将阿胶慢慢加入汤中，缓缓搅拌使其融化，不要让阿胶粘锅。将排骨炖熟，再加葱、姜、盐即可。适合阴虚者（经常口渴、喉咙干、容易失眠、心烦气躁、小便黄、大便干燥、虚不受补）饮用，每周1～2次均可。

【特别提醒】凡胃部胀满、消化不良等脾胃虚弱者应慎用阿胶；患有感冒、咳嗽、腹泻或女性月经来潮时，也应停服阿胶；瘀血未清和"三高"患者不宜食用。

3. 川芎

说到川芎，很多人可能不熟悉，但大名鼎鼎的有着一千多年历史、被中医界称为"妇科养血第一方"的"四物汤"你肯定听说过吧，川芎就是这"四物"中的一物。川芎有祛风止痛、理气活血的功效，既为妇科主药，又是治疗头痛良方，又能影响内分泌系统，减轻乳房不适、心情焦虑及沮丧等经前症状。

（1）四物汤——适合月经不调、痛经女性饮用

白芍药、当归、熟地、川芎各10克，加水220毫升，煎至150毫升，空腹时热服。可以补血和血，调经化瘀，适合妇女月经不调，来月经时腰酸腹痛，面色萎黄饮用。

（2）川芎天麻鱼头汤——适合血虚头晕、头痛者服用

川芎10克、天麻15克、大鱼头1个（约500克）、生姜3片、蜜枣1个、猪瘦肉100克，加水后用炖盅炖1小时。气血不足的人容易头晕、头痛，中医认为这是因为血虚生风，因此治疗的原则是"治风先治血，血行风自灭"。川芎除了有补血的功效外，和其他补血的佳品相比，它活血通络、走窜驱风的效果更好，适合与天麻搭配驱头风，适合老人家，妇女月经过多，血虚头晕，也适合因颈椎病引起的头晕。在临床上用此汤辅助治疗血虚头晕、头痛患者，可谓简、便、廉、验。

4．何首乌

中药何首乌有生首乌与制首乌之分，直接切片入药为生首乌，用黑豆煮汁拌蒸后晒干入药为制首乌。我们通常用于补血的是制首乌，有补肝肾、益精血、乌须发、强筋骨的功效，适合血虚、肾虚体质的人服用。

首乌黑豆大枣汤——推荐血虚肾虚者服用

首乌、大枣各30克，黑豆50克，猪瘦肉250克，加适量开水后，隔水炖1小时。适合早生白发、易疲劳、记忆力差、经常掉头发、睡眠差的血虚肾虚者服用。

[按语]

对于补血汤水，用炖盅隔水炖比煲汤更有利于药材药性的保留。服用这些补血汤水时，尽量不吃萝卜，不吃油腻和辛辣的食物，不饮浓茶。

中年人易患疾病及饮食调理

（一）中年人的生理变化

40岁正当壮年，精力充沛，阅历丰富，是人生干事业的最佳年龄。可是身体的内部不知不觉地起着重大的变化。中年是人体一生中由盛而衰的转折点。中医认为，"年四十而阴气自来也，起居衰矣；年五十，体重、耳目不聪明矣"。《素问》中还描述男子32岁时"筋骨隆盛、肌肉满壮"；40岁后则"发坠齿槁"，意思是开始脱发和牙齿失去了光泽；48岁后"面焦、发鬓颁白"；56岁后则进入老年，筋骨衰竭，失去生育能力。据《景岳全书》记载，人生35岁"血脉满盛，故好步"；40岁皮下肌肉开始松弛，"腠理始疏，故好坐"；50岁"肝气衰败目不明"；60岁则"心气衰，故好卧"。古代中医朴素的认识在现代医学中渐渐地得到了阐明和发展，35岁至40岁以后，人体内部出现一系列由盛而衰的变化，其主要的变化如下：

（1）中年脂肪蓄积，人开始发胖，俗称发福　40岁男性身高170厘米的标准体重应为65千克左右，当体重超过75千克时即为肥胖。30岁女性，身高165厘米的标准体重应为55千克左右，当超过65千克时即为发胖。中年肥胖是由于中年人新陈代谢较青年时期减慢，中年好静，活动减少，能量消耗减少，其不消耗部分就转化为脂肪而贮存于体内。如果贮存过多就会发胖，血脂亦随之增高，肥胖有很多危害，如动脉硬化、冠心病、高血压、中风、胆结石、脂肪肝、糖尿病、胰腺炎等发病率增加，死亡率亦随之增高，国外统计一组40～49岁调查对象肥胖超过正常体重30%以上者，男性死亡率平均可达42%，女性可达36%。

（2）免疫功能低下　40岁以后，人体免疫功能较青年时期要降低一半左右，因此容易感冒，易于罹病，并且不易自愈，反复感冒咳嗽，发生慢性支气管炎。免疫功能降低的严重问题是40岁以后，肿瘤的发病率逐渐上升，至65岁左右达到高峰。以上海地区恶性肿瘤发病率第一位的胃癌为例，约70%的病例分布于40～60岁，小于30岁的只有5%左右。

（3）记忆力减退　40岁左右的人，思维能力、活动能力还在旺盛时期，可是记忆力在缓慢地减退，容易遗忘事情。这不是神经衰弱，而是衰老的自然现象，是人的大脑皮质神经细胞逐渐衰亡而减少的缘故。神经细胞缺乏增殖能力，死亡一个减少一个。以海马区的神经细胞为例，45岁时每立方毫米有7 800个，至90岁时减少至5 800个，45岁以后脑的重量逐渐减轻，这是记忆力减退的组织学基础，如果中年以后动脉硬化、肺气肿影响脑的供血供氧，就会加速人的思维和记忆力功能的减退，所以中年以后，人逐渐变得反应不灵敏，行动迟钝。

（4）性机能减退　男性的生殖细胞在青年时期已开始减少，由于内分泌和神经的调节，性机能却是旺盛时期。35岁后，生殖细胞进一步减少，一个健康的正常人从中年到老年生殖细胞一直能不断再生，性机能也可以一直存在。64岁左右开始出现更年期现象，雄激素减少，精子数量减少，有些人性机能明显减退。在生活中，有一部分中年人受内外因素的影响，尤其是精神因素和慢性病使内分泌和神经功能失调，较早出现性机能减退或较早出现更年期，甚至阳痿。

女性43岁以后，雌激素水平下降，性机能减退，情绪不稳定，进入了更年期。

身体由盛而衰的其他变化，尚有毛囊萎缩而开始脱发、白发；眼球晶状体弹性减退而视力模糊、老花；听力减退；结缔组织逐渐硬化和弹性逐渐降低而肌肉松弛，开始出现肺气肿，退行性改变而开始出现颈椎病、腰椎肥大症等。

（二）中年人的食养

衰老是自然现象，但可以在中年时注重保养，从而使老化速度减慢，少生疾病，尤其是危害性严重的疾病。《景岳全书》提出，"人于中年左右，当大为修理一番，则有创根基，尚余强半"。中年时修补身体不但使中年时期生活得强壮，也是为老年时期打好延年益寿的基础。

防止提早衰老的食物应当具有延缓衰老、延缓纤维的硬化、提高免疫功能、提高内分泌功能、防止肥胖等作用，也可与抗衰老的中药结合。

1. 与抗衰老有关的食物

蜂乳 又名蜂王浆。对细胞再生具有促进作用，促进新生细胞代替衰老细胞，促进代谢，促进生长。能刺激间脑、脑下垂体、肾上腺。有促肾上腺素样作用和促进甲状腺功能。还含有促性腺激素样物质，能提高性机能。此外，也能促进血液循环，改善组织供氧，振作精神，消除疲劳。服法：40～80毫克，每日2次，空腹口服。

花粉 常用的有松花粉、油菜花粉、菊花粉、桂花粉、玫瑰花粉、金针菜花粉等。花粉能增强记忆和睡眠；有抗衰老作用；能降低血脂，治疗动脉硬化；能改善前列腺功能，防治前列腺肥大，治疗更年期综合征。

大豆 所含精氨酸和维生素E是精子生成的重要原料，对治疗中年性机能减退有益。含精氨酸较多的食物，有蚕豆、花生、芝麻、沙丁鱼、牛肉等。大豆皂甙能延缓机体老化和防止过氧化脂肪的生成，大豆皂甙和大豆磷脂均能降低血清胆固醇，防止动脉硬化，大豆磷脂能防治中年人记忆减退，甚至早老性痴呆等。因此大豆是中医传统的延年不老、保养皮肤之食物。大豆、刀豆、蚕豆均含豆甾醇，为重要的植物固醇，与胆固醇同样为制造激素和细胞膜的物质，不沉着于血管壁，在小肠内能阻碍胆固醇的吸收。

香菇、平菇、草菇、蘑菇 所含香菇嘌呤能抵抗血管硬化和降低胆固醇。

银耳 味甘，性平，银耳多糖能增强人体的免疫功能，中医传统用以滋阴润肺，阴虚火旺的中年人可作四季滋补的饮料。

鱼类 含丰富的蛋白质和较多的不饱和脂肪酸，能防治动脉硬化，鱼肉里含促进血液循环、抗血凝物质，对防治中年人血管硬化、心肌梗死有益。

甲鱼 又名团鱼、鳖，含抵抗血管硬化的物质，而可防治动脉硬化。此外，能软坚散结，用来抗癌。

芝麻 含较多不饱和脂肪酸，能降脂，防治动脉硬化。中医传统的"久服轻身不老"，明耳目、耐饥、延年。

核桃 含较多植物脂肪油，能使血清的蛋白增加较快，但胆固醇升高较慢，为中医传统的补养食品，能"润肌、黑须发"。与人参同煎汤能防治中老年人肺气肿、肺气急。与杜仲、补骨脂、猪脊髓同用治疗腰椎退行性病变之腰酸。

牛鞭 为牛之阴茎，中医传统治疗阳痿、性机能不足、中年早衰。

蒲笋、蒲黄 香蒲嫩根名蒲笋，能当食物，"坚齿、明目、聪耳，久服轻身耐老"。蒲黄为香蒲之花粉。古代也当食品，"以水调为膏、为块，人多食之，以解心脏虚热，小儿尤嗜之。其功用为久服轻身、益气力、延年"。现食用已少，均用作祛瘀止血药。

杨子仁、松子仁 二味均为古代常用之养生延年益寿之品，能食能药。杨子仁"久服令人润泽美色，耳聪目明，不饥不老，轻身延年"。松子仁"久服轻身，延年，不老"。松脂也有相似的功效。

2. 古代食疗方

● 芝麻粥 用黑芝麻九蒸九晒，去皮，水滤汁，煎饮和粳米煮粥食，"久服能却病，常服能延年"。

● 黄精膏 黄精适量蒸熟，再用水煎，放少量干姜、桂心，微火煎，待黄精刚转黄时，停煎，空腹服一小碗，"能使人皮肤光洁年轻、延年益寿"。

● 枸杞煎 九月摘枸杞子，煎汤，取出枸杞子，晒干，研末，再用煎汁小火煎，制丸。

浅谈当代老年人保健

当前老年人口迅速增加，老年人器官功能衰退与疾病增加，高龄老人病残率与需要长期护理也明显增加。老年人的医疗保健与康复费用剧增，从而对个人、家庭、社会、国家带来严重挑战，老年人群随着医疗条件的不断改善和自我保健意识的普及，所占人口比例逐年呈上升趋势，因疾病所致，其病死率也相对较高。深入剖析其原因，除由某些客观条件所限外，保健失调是最主要的原因。所以，对老年保健和病后康复开展深入的研究，不仅可降低人口病死率，而且可为医学防治、提高人口素质、解决重大疑难病症的治疗探路，使祖国医学为人类做出更大贡献。面对社会老年化，老年保健的需求问题也迫在眉睫。根据我国城市老年人医疗服务调查数据，老年人两周就诊率为23.75%，远远高于各年龄组平均两周就诊率14.66%的水平。据此推算，我国城市老年人平均每人每年就诊6.1～6.2次。老年人年住院率为7.62%，比各年龄组平均年住院率4.36%高得多，说明老年人对医疗服务的需求高于青壮年。

纵观老年人群中，与衰老有关的疾病也越来越多。

（一）循环系统疾病

高血压及高血压性心脏病：高血压是老年人最常见的心血管疾病。2000年11月在上海举行的中华医学会第六届全国心血管病学术会议估计，目前全国高血压患者约有1亿人。研究证明高血压是中老年人冠心病和中风的重要危险因素。研究指出我国心血管病防治的重中之重是防治高血压病。

冠状动脉粥样硬化性心脏病：本病亦随增龄而增多，北方高于南方；城市高于农村；脑力劳动者高于体力劳动者；一般男性多于女性；老年期后男女患病率接近。老年冠心病的发病率与死亡率明显高于年轻人。

慢性肺源性心脏病：肺心病是危害人民健康尤其是老年人的常见心脏病。根据全国第二次肺心病调查结果，肺心病的平均患病率为0.48%。南方低，北方高。60岁以下患病率为1.55%，60岁以上为14.98%，70岁以上为20.9%。

（二）呼吸系统疾病

随着年龄增加，肺逐渐老化，胸廓变形，前后径增大呈桶状，肋间肌、膈肌、呼吸肌萎缩使老年人胸式呼吸减弱，老年人患肺部疾病时容易发生低氧血症和呼吸衰竭。

（三）内分泌系统疾病

糖尿病尤其是2型糖尿病是一种临床上常见、主要累及老年人的慢性代谢性疾病。其患病率有逐年上升的趋势，且随着年龄的增长而增加。我国于1980年对全国14个省市30万人糖尿病的抽样调查结果发现，60岁以上糖尿病患病率为4.30%；1995—1997年在全国11个省市对年龄在20～74岁的42 751人按照1985年WHO的诊断标准进行糖尿病的抽样调查结果显示，60岁以上老年人糖尿病患病率为11.34%；1997—1998年在我国原6大行政区的12个地区对年龄40～99岁的常住居民29 558人按照1985年WHO糖尿病诊断标准进行糖尿病患病率的调查结果显示，60岁以上糖尿病和IGT（糖耐量减低）患病率分别为19.24%和17.92%。通过我国近20年的3次全国大规模的糖尿病抽样调查可见，老年人糖尿病患病率有逐年上升的趋势，糖尿病和IGT的患病率随着增龄而增加。

（四）消化系统疾病

随年龄的增长，可能出现消化不良，老年人小肠黏膜绒毛的长度较年轻人低，而绒毛的密度却有轻度增加，导致黏膜表面明显减少，易发生溃疡和消化不良等临床症状。消化性溃疡的发作有季节性，秋冬和冬春之交比夏季常见。

（五）神经系统疾病

所有神经系统疾病中，对于老年人来说，中风是重要的死亡或致残原因。在世界与我国人口老龄化趋势日益加速的情况下，中风的危害性亦必然日益突出。

随着社会的发展，人们越来越渴望健康长寿，老年人的健康尤为重要。老年人体格健壮与否，与社会环境和防病治病、保健都有关系。中华民族悠悠五千年，其壮大昌盛至今，祖国中医药学起到很大作用。

我国先贤医学家，早于现代医学两千多年提出"治未病，不治已病"，即以预防为主的科学措施。中医还有"冬天的病在夏天开始即认真预防治疗"的说法，也就是常说的"冬病夏治"。中医把防病治病概括"去其所本无，保其所固有"。例如"风寒暑湿燥火"全为健康身体所不应有的。应防止它们侵袭或及时清除，这就是"去其所本无"而身体的"精气神血、津液"必须保养，不可损伤，这就是"保其所固有"。

总而言之，老年保健应注意四个方面，生理保健、心理保健、病理保健和生活保健。

1. 生理保健

即为适应老年因年龄变化，在生理上因各组织器官退化所需要的保健。老年人因个体差异，无论是养生还是病后康复保健，明显不同于青年人和中年人。老年人的生理特点，主要表现是女子七七，男子八八，从年龄进入老年阶段其身体则发生"天癸竭，齿发去，五脏俱衰"的老年特殊表现。随着年龄的增大，老年人由于各组织器官的退化、变性，生命的储备减少，就需要在各方面予以适当的补充和加强。比如运动，长寿来自锻炼。我国春秋战国时期就有"二禽戏"，东汉末年华佗创作的"五禽戏"就是模仿动物跳跃动作的一种锻炼健身方法，以后又有八段锦、太极拳、武术、跑跳、球类、游泳等，都是有益健康的运动项目，可以日常坚持。同时在生活上应坚持起居有时，饮食有度，冷暖有节，不可过度疲劳。老年同志在各方面都尽可能适应生理变化的需要，才能达到延年益寿的目的。

2. 心理保健

即针对老年人的心理特点需要的相应保健。老年人因不能适应由于年龄、环境、疾病、生活等条件的改变，思想情绪难免发生改变，出现忧郁、愤怒、自卑甚至厌世种种表现。健康的身体和健康的心理是健康长寿的重要因素。恶劣的情绪不仅可致疾病发生、发展和加重，甚至可使人丧命。中医有"怒伤肝，悲伤肺"等论述。

曾遇一位56岁自称"气功爱好者"的女性患者。由于退休从"热闹大家庭"转入小家庭，不能适应环境变化而性格发生变化，加之自身调节能力较差，不能自我调节。家事、工作事、自己事、他人事样样都爱操心，尽管爱好气功，讲求养生，但经常心事重重，烦恼忧郁、情绪不易稳定，犯了养生保健"恬淡虚无"之大忌。把退休前好端端的身体折腾成一个"百病缠身"的病体：就诊时已时至初春，患者胸口吊电暖炉，腹部戴神功元气袋，膝关节贴"祖师麻"药膏而补药从没断口。经全面检查未发现任何部位的明显病变，辨证认为属于心理失调所致。经一段时间的心理治疗，患者一年后恢复了健康。

3. 病理保健

即指老年同志一旦发生病理变化后，疾病的康复、医疗保健措施的完善问题。对于疾病的治疗，首先应考虑其病因及各种疾病对机体的危害性，以便制订相应的治疗方案和措施。对于老年同志和家属而言，有病就应及时就诊和配合治疗，决不可自以为是，盲目地一味使用补药或其他方面的药物，不仅达不到效果，反而会产生不良作用。所以，老年人患病及时就诊，准确诊断和有效治疗，不仅是现今为止降低老年病死亡率的最有效手段，也是病理保健的必要方法。

4. 生活保健

就是指自身保健意识的增强和社会保健措施的普及两个方面。曾收治了一例56岁的中晚期胃癌男性患者，已经胃手术切除。患者由于手术后体质太差不能耐受化疗而求中医调治。经辨证选择了中药组方煎服，并精心地为他安排了保健食谱，配合气功锻炼。三个月后患者体质明显好转，日进食量由每日不足100克，提高到每日250～300克，从过去走路都需人搀扶到走数里路都不觉累。后有2次接受化疗均配合中药调治，患者未表现任何不适。最近经化验检查，各项指标均转向正常。这例患者治疗效果较显著的主要原因是患者家庭关系融洽，经济及医疗条件良好，手术治疗及时，具备调节体质的生活保健条件，加之患者生性宽厚，心胸开阔，自感生活乐趣无穷。生活条件充裕及良好的情志控制无疑为疾病的康复提供了良好的条件，所以治疗效果较明显。

所论四个方面是相辅相成的，缺一不可。了解了老年人生理、心理和病理变化，就必须在生活中适应，在适应中进行调整，在调整中使其达到"以平为期"的目的。

电吹风无所不能吗

电吹风可以预防感冒，治疗炎症，缓解失眠，对大人有效，对孩子更管用。"电吹风能包治百病"的微博信息曾成为网络热点。

不要迷信所谓的奇招、奇效。电吹风一点也不神奇，更不能包治百病，其依据的不过是中医一般的道理和方法，且效果并没有传说的那么好。

电吹风"不够热"： 其热量并不能达到治疗需要的强度，疗效不如对穴位的激光照射、针灸、红外线照射等。

电吹风"无药效"： 不如艾灸和贴灸将药性渗透到身体经络中起到治疗作用。

（一）缘起：微博上的电吹风包治百病

"亲试并强烈推荐的小儿预防感冒奇招，用电吹风的热风在宝宝背部大椎穴和肺俞穴吹10分钟，立竿见影治疗打喷嚏、流清鼻涕、轻微咳嗽等各种感冒初起症状，将感冒扼杀在摇篮里！"

这样一条微博曾获得了近万次的转载量，不仅妈妈们强烈关注，讨论使用效果，随着参与者越来越多，话题范围也扩展到了各种各样能用电吹风热吹穴位的奇招治好的病症上，如肩周炎、颈椎病、腰椎疼痛，甚至失眠、过敏性荨麻疹等。众多网友在"亲试""立竿见影"等反馈的鼓舞下，纷纷表示拿自己或自己的孩子"当小白鼠去"。

一时间，电吹风成了包治百病的"神器"。这种方法从理论上可以讲通，有一定的道理，但仍只属于"可以凑合着用"，疗效甚微，其实自己在家也可以找到更好的替代方法。

（二）解析：原理符合"热刺激"

网友们觉得有疗效是有一定道理的。电吹风吹穴位的本质其实就是通过发热刺激穴位，这种刺激是把经络的传导作用于身体以达到治病的目的。中医理论中，同贴药灸、穴位震动等一样，发热也是经络疗法中刺激穴位一种常见的方法。像是感冒、关节疼痛、颈椎、腰椎痛这类疾病，在用电吹风的热吹作用下确实是会表现出一定的疗效的。对于受寒引起的感冒，电吹风中的热本身可以驱除身体的寒气，并对作用的穴位进行刺激。例如，风池穴本身有祛风解毒作用，可缓解头痛、流涕等感冒症状；对关节、颈椎、腰椎疾病也是同样的道理，对疼痛部位的加热可以起到散寒、通络止痛的作用，缓解这些部位的酸麻和僵硬疼痛。

（三）提醒：易致风寒，灼伤皮肤，穴位难找

虽然电吹风疗法显示出一定的效果，但除了疗效较差之外，还有三个方面问题要注意。首先，是风的问题，电吹风法起作用的只有热量，虽然热可驱寒，风却不好，因为感冒就是因为受了风寒引起的，所以患者格外怕风，这样直接对着人吹，即便是热风也可能会加重症状。

另外，因为电吹风的温度是不可控的，所以既不能得知其是否有效，也可能会因为离皮肤太近造成灼伤，尤其是对于皮肤特别娇嫩的儿童来说。广大父母们需要格外注意。

此外，电吹风作用的范围是身体上的一个部位，而不能说是穴位，真正有效的穴位可能只有绿豆大小。大家要明白的是在经络疗法中，找准穴位是达到最大疗效的关键。电吹风热刺激的作用范围非常大，这就必然会影响效果。

（四）支招：热水袋热敷、艾灸更靠谱

虽然道理上讲得通，但毕竟只是一种差强人意的凑合法，并不推荐家庭使用。中医通过穴位的治疗方法无非是物理刺激和药性渗透两种，电吹风疗法起作用的其实只是它释放的热量，但仍属于一种不够强烈的物理刺激。所以，我不推荐大家在家里使用电吹风疗法，如果要缓解以上适应疾病的症状，不如一些更简单有效的替代方法。事实上，应用热刺激的原理，可以用热水袋或者热水瓶灌入热水，敷在疼痛的部位或感冒的有效穴位，这样热量更集中、更强烈，会比热风的效果更明显。

另外推荐使用的一种方法是艾灸。即用点燃的艾条对着疾病的有效穴位熏，这种方法既有对穴位集中的热刺激，又有艾草的药性作用，使用起来也比较简单易行，适合自己在家里做，效果非常明显。

针灸治疗仪能治病吗

　　李伯今年76岁，近年来因患有高血压病、冠心病、中风病等成为医院的"熟客"，一年三分之一的时间在医院的病房度过，弄得他的家人精疲力竭。上个月开始又腰痛，双下肢后侧疼痛，麻木酸胀，不能下地行走，连上厕所都困难，终日躺在床上，痛苦不堪。他儿子带他到医院做了腰部CT检查，结果说是腰椎间盘突出，压迫了神经。怎么办呢？住院没有人照顾，看门诊又因行动不便去不了。于是他儿子在药房店里购买了一个针灸治疗仪，希望能帮父亲的腰部止痛，让父亲能起床自理生活。可是用了一周后，效果不明显，李伯便埋怨起儿子来了，花了500多元买的什么治疗仪，又不能止痛，搞得他儿子左右为难，吃力不讨好，最终只能将李伯送到医院住院治疗。

　　目前，药店的针灸治疗仪、理疗仪琳琅满目，到底能不能治病？对什么病的疗效较好？怎样根据自己的病痛选择这些治疗仪呢？对于一个普通消费者，缺乏专业的知识，对医学又不大了解，要选购一种对自己的病痛有疗效的治疗仪的确是不容易的事情。

　　在传统的治疗仪中，一般有脉冲治疗仪、热磁治疗仪、音频治疗仪等。各类治疗仪或单独具备一种功能，或综合了几种功能。都能模仿针灸、推拿、按摩、捏揉、捶打、调频等作用，通过电子技术的调控，几种功能交替或同时发挥作用，确实能发挥一定的治疗作用。可是李伯的腰椎间盘突出症为什么用了治疗仪后作用不明显呢？要知道，每种疾病的发病是相当复杂的，不同病种有不同的治法，同一病痛出现在不同人身上，由于体质、年龄、病情轻重等因素都是不一样的，所以疗效也就不尽相同。在医院里治病，尽管有一流的设备仪器、一流的诊断治疗技术，这种现象都会出现。一部小小的治疗仪，如果标榜什么病都有效，甚至糖尿病、高血压、肿瘤、癫痫等都能治疗，这样的提法可能就不够负责任，有些商业宣传的味道了。

不可否认，对于部分痛证如肩周炎，颈、肩、腰、背痛，软组织挫伤等各种关节疼痛及痛经和部分神经系统疾病，如中风后遗症、外周神经损伤等，这些治疗仪可以缓解疼痛，减轻症状，是有一定的治疗作用的。但是疾病是有轻有重的，轻的可在家运用这些治疗仪自行治疗，或者配合医生的治疗方案协助治疗，这样就较合适；较重的疾病，特别是诊断不明确的疾病，如李伯的腰椎间盘突出症就一定要在医院通过相关检查明确诊断，由医生根据病情选择恰当的治疗方案，如在家里自己通过简单的治疗仪来解决，不单治不好病，还会延误治疗时间。

一般来说，不同治疗仪的治疗作用是有所不同的，如颈肩背腰痛、软组织挫伤的疼痛、月经期痛经、偏头痛等疼痛性疾病，选择有电脉冲或者热磁疗功能的治疗仪较合适；如老人家的各类关节退行性病变、颈椎骨质增生、腰肌慢性劳损、四肢关节酸痛，选择热磁疗功能的治疗仪较合适；神经衰弱、失眠、慢性疲劳等疾病，选择具有音频治疗的治疗仪较合适，或选择有综合功能的治疗仪。当然，在购买之前除了详细阅读治疗仪的功能适应证，选择对自己的疾病有作用的治疗仪外，如果能咨询医生，得到专业人员的指引就更好了。

有些治疗仪称为针灸治疗仪合不合适呢？

众所周知，针灸是一项特色突出的中医传统治疗方法，在世界上为大多数国家所接受并应用，已经被列为世界非物质文化遗产项目。针灸对很多疾病，特别是疼痛性疾病、神经系统疾病，效果明显。针灸实际上是指针刺及艾灸两种方法，其理论依据是应用中医基础理论进行辨证取穴，使针或灸作用于体表的穴位上，通过经络的传导作用，达到疏通经络、调节脏腑功能而起治疗作用的目的。疗效的取得有两个关键因素：一是选取的穴位是否合适或穴位的定位是否准确；二是针刺作用是否有效通过运针或加以脉冲电流于穴位（各个穴位有深浅之别）。针灸治疗仪显然在这两个层面上都存在着一定的缺陷，人体十四经上的穴位就有361个之多，还不包括十四经以外的经外奇穴，如果不依靠专业医生进行穴位的定位是很难定得准确的，一旦定错穴取错经，就达不到应有的治疗效果。不同部位肌肉有厚薄，穴位有深浅的不同，在治疗过程中，治疗仪大多是将电极置放在体表上，而不需要像传统针刺一样进入到身体进行深度刺激，更不能达致医生进行各种手法的效果。显然，这类针灸治疗仪所产生的治疗效果是不能替代传统针灸方法的；因此，针灸治疗仪所能起到的作用名实不符，容易误导消费者，只能称为穴位治疗仪或经络治疗仪。

综上所述，针灸治疗仪对某些症状较轻或已经有明确诊断结果的痛证、神经系统疾病，有止痛、缓解症状的作用，适合在家使用。但对于复杂的疾病、病情较重的情况下，最好还是到正规医院诊治，以免延误治疗时间。

理疗仪的选择

腰酸背痛时，如果能去医院做个理疗，身体会轻松不少。药店里也有好多理疗仪，据说对腰腿疼痛等很有效，省却了跑医院的麻烦。理疗仪有电脉冲、音频、磁疗等多种，该如何选择？

（一）理疗仪有效的基础

上了一定的年纪，不少人就开始有腰酸背痛等毛病，去医院做检查，也就是一些"老化、退变"等似乎不能解决的、与年龄相关的问题。

这些腰腿疼痛的毛病也称得上是"富人病"，如果是在旧社会，身旁有个丫鬟、小厮能帮忙捏捏按按的，就会轻松不少。

身处现代社会的人们，相比之下更有福气，因为可以寻找专业的针灸师、康复理疗师进行更有效的推拿按摩等治疗。

如果你因为腰酸背痛等咨询过药店的店员，如果他们店里有售卖医疗仪器的话，估计大多店员会向你推销理疗仪。他们会告诉你，这是根据中医针灸按摩原理制成的仪器，对肌肉酸痛、神经痛等有治疗效果，也有一定的保健作用，还省却了去医院的麻烦。

在推销的过程中，店员当然也会热情地帮你免费试用。在试用过程中，根据产品的不同，你可能会有温热、酥麻、酸软等不同的感觉。

有感觉，是不是说明产品有效呢？这些理疗仪有热磁疗的、音频的、电脉冲的，它们之间有什么区别？都适合哪些人群使用呢？

（二）理疗仪无效的原因

在回答这个问题之前，我想先说个例子。

76岁的李老伯年初时出现了中风，经过抢救后，性命是保住了，但遗留了偏瘫的情况。家人得知针灸治疗中风后偏瘫效果不错，于是把李老伯送到针灸科治疗。由于李老伯自己也相当配合治疗，想尽快好起来，因此经过一段时间的治疗后，李老伯瘫掉的那侧手脚逐渐有了知觉和力气。

就在我们都为李老伯高兴的时候，我发现有一次他隔了将近两周才来，这和他之前不管风吹雨打、每天都坚持来的情况完全不同。我随口问了一下，才知道原来家属听信了一些理疗仪的广告，觉得买一个理疗仪在家里，随时随地都能用，比每天要专人陪送李老伯到医院治疗方便多了。殊不知，用了那个理疗仪将近两周，李老伯经治疗后好转的手脚，其力量相比之前反而有点倒退了。于是家人不敢耽搁，赶紧又把他送回医院治疗。

其实，每种疾病的发病原因都是相当复杂的，不同疾病的治疗方法也是千差万别。即使是同一种病症（比如偏头痛），由于每个人的体质、年龄、病情等因素都不一样，就算是用同一种治疗方法，其疗效也不尽相同。更何况，有时同一种病痛，其根源可能完全不同，如果没有医生的辨别诊断，光靠一部小小的理疗仪，要想达到治疗任何病痛的效果，简直是痴人说梦。

（三）穴位理疗仪，保健作用为主

其实，仿针灸理疗仪称为穴位理疗仪或经络理疗仪更合适，因为对一般人来说，通过适当的电流刺激某些保健穴位（如足三里、命门穴等），是有一定的保健意义的。

　　总的来说，市面上售卖的理疗仪对于病情较轻的一些腰酸背痛、肌肉关节退化、神经痛等有一定的辅助治疗效果。那些疼痛情况较重，或是尚未明确诊断的病症，患者不该自行使用理疗仪，否则不仅可能没有治疗效果，还可能会加重病情，延误治疗时间。

　　在购买理疗仪之前，最好详细阅读理疗仪的功能适应证，除了选择对自己的疾病有作用的理疗仪外，还应咨询康复、针灸科医生，以得到专业人员的指引。

给爸妈送健康，慎选这些产品

每逢春节将至，不少子女都会考虑买什么礼物来向老人表达孝心，有保健功能、能给老人带来"健康"的产品成为不少人的首选，如按摩椅、按摩鞋垫、"神灯"……不过，这些产品并不适合所有的老人，子女在选择时一定要慎重，别把送"健康"变成送"危险"！

（一）慎选礼物1：电动按摩椅

——不适宜人群：有骨质疏松、颈椎腰椎病的老人

按摩椅的机械按摩与人工按摩不同，它虽有几个触点，但不能选穴、点穴和进行类似人工推拿的动作，只是模仿人"揉""捏"的动作，只能起到放松肌肉、促进血液循环、缓解疲劳的作用，并不能像广告宣传那样包治百病。

随着年龄的增长，老人几乎都有骨质疏松问题，特别是绝经期后的女性，她们的骨质疏松比男性发生得早，骨质疏松程度会更为严重，因此，骨折的发生率也更高。由于电动按摩椅的力道不易控制，力道小的时候作用不大，力道大的时候可能导致老人本来就不够坚固的局部骨性结构发生骨折。

现在市面上很多按摩椅都是以全身按摩为主，一般会对脊柱有很大的作用力，老年人由于椎间盘纤维环老化，导致椎间隙变窄，从而使脊柱周围的韧带处于松弛状态。如果使用按摩器不当，会导致脊柱生物力学的改变，易出现小关节紊乱、腰椎间盘突出等情况，造成身体不适加重。特别是本来就

有颈椎、腰椎问题的老人，可能有神经根被压迫症状，如经常感到手麻脚麻，一次用力不当的按摩都可能会造成症状加重甚至瘫痪。

【推荐礼物】按摩棒、按摩锤

与其花大价钱买按摩椅，不如给爸妈买个按摩棒或按摩锤，这些属于局部按摩工具且是手工操作，可以控制力道及部位。这里要提醒的是，不要随意对脊柱进行敲击。子女应鼓励爸妈多走出户外，积极选择力所能及的运动方式，这种主动运动对身体更加有益。

（二）慎选礼物2："神灯"

——不适宜人群：糖尿病、血小板减少的老人

老人难免有颈肩腰腿痛，去医院检查后，医生常常会给他们开具的理疗处方就是"神灯"（红外线治疗仪），老人们在医院照过"神灯"后觉得很舒服。于是一些子女就想，可以给爸妈买个"神灯"放在家里，随时可以照。

"神灯"的确是康复理疗常用的利器，但是它并不适宜日常保健。"神灯"的学名应该是特定电磁波治疗仪或红外线治疗仪，可以起到改善局部血液循环、缓解疼痛的作用。很多老人使用神灯时为追求效果，喜欢调至很热，觉得越热效果越好，其实不然。无论是什么人使用，皮肤感到温热即可，不能追求烫的效果，以防灼伤。

因为老人的皮肤对疼痛和温度变化不敏感，所以他们在使用时一定要有人陪伴监护。特别是有糖尿病的老人，一旦出现烫伤，伤口就很难愈合。此外，并非人人适宜照"神灯"，比如有血小板减少的老人、血友病患者就不适合照，因局部加热、血管扩张后，一旦出现小血管破裂，由于患者凝血功能差，就可能出现皮下瘀黑。另外，有皮肤溃疡或皮肤炎症在急性期的患者也不适宜照"神灯"，有可能使液体渗出增加。虽然"神灯"对手术后伤口愈合有帮助，但一般建议在手术3天后视伤口的愈合情况再照射神灯。

【推荐礼物】频谱仪

和"神灯"相比，频谱仪的温度更低、更安全，可以改善血液循环、促进新陈代谢，更适用于老人家日常保健使用。

（三）慎选礼物3：按摩鞋、按摩鞋垫

——慎用人群：糖尿病老人

劳累了一天，没有什么比做个足底按摩更舒服的了。有些老人怕花钱，不舍得经常去做足底按摩，于是不少子女动了念头，给爸妈买双按摩鞋或按摩鞋垫，不就可以随时随地进行足底按摩了！

我们的足底有很多反射区和穴位，足底按摩是通过刺激这些部位来达到防病、治病的目的。按摩鞋或按摩鞋垫通常密布一层小的凸起，对整个脚底都进行刺激，缺乏针对性，不能起到像足底按摩那样的保健作用。鞋垫上的按摩点如果硬了，垫在脚下会硌脚，时间长了会对脚形成伤害。糖尿病患者由于容易并发血管神经病变而引发糖尿病足，脚部皮肤非常容易破损，因此，糖尿病患者应避免使用按摩鞋垫。

【推荐礼物】一双好鞋

子女与其花钱给爸妈买按摩鞋，不如给爸妈好好地买一双日常穿着的鞋。有些老人对穿鞋过于随意，所穿的鞋子鞋底过薄，起不到缓冲的作用，走路容易疲劳，对关节也不好。还有的老人所穿的鞋子鞋底过硬过平、易滑倒，大大增加了骨折的风险。给老人买鞋，最好选择鞋底有一定厚度和弹性的鞋子。